广东省中医院岭南甄氏杂病流派工作室建设项目
广东省第三批名中医师承项目
广东省第二批中医临床优秀人才研修项目

# 岭南甄氏杂病流派
# 呼吸系统疾病验案集

主　编　张忠德　金连顺
副主编　杨荣源　张　曈　唐丽娟
　　　　李际强　宋　苹
编　委　戴洁琛　张　溪　蔡书宾
　　　　张　伟　高　峰　王媛媛
　　　　陈海敏　孙　燕

人民卫生出版社

图书在版编目（CIP）数据

岭南甄氏杂病流派呼吸系统疾病验案集 / 张忠德，金连顺主编 . —北京：人民卫生出版社，2019

ISBN 978-7-117-28493-6

Ⅰ. ①岭…　Ⅱ. ①张…②金…　Ⅲ. ①呼吸系统疾病–中医治疗法–医案–汇编–中国–现代　Ⅳ. ①R259.6

中国版本图书馆 CIP 数据核字（2019）第 095402 号



岭南甄氏杂病流派
呼吸系统疾病验案集

主　　编：张忠德　金连顺
出版发行：人民卫生出版社（中继线 010-59780011）
地　　址：北京市朝阳区潘家园南里 19 号
邮　　编：100021
E - mail：pmph @ pmph.com
购书热线：010-59787592　010-59787584　010-65264830
印　　刷：三河市尚艺印装有限公司
经　　销：新华书店
开　　本：710 × 1000　1/16　　印张：12
字　　数：222 千字
版　　次：2019 年 9 月第 1 版　2019 年 9 月第 1 版第 1 次印刷
标准书号：ISBN 978-7-117-28493-6
定　　价：45.00 元
打击盗版举报电话：010-59787491　E-mail：WQ @ pmph.com
（凡属印装质量问题请与本社市场营销中心联系退换）

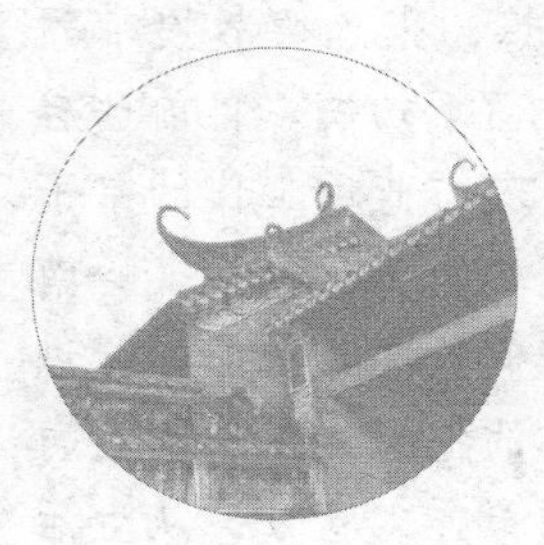

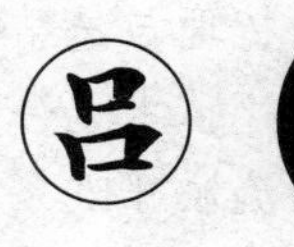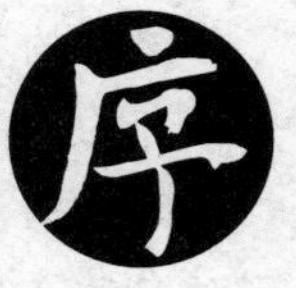

# 吕序

中医学术流派是中医学在历史长期发展过程中形成的具有独特学术思想或学术主张及独到临床诊疗技艺，有清晰的学术传承脉络和一定历史影响与公认度的学术派别。历史上一大批临床疗效显著、学术底蕴深厚、特色优势明显、业界推崇公认、历史源远流长的中医学术流派有力地推动了中医学理论的不断创新和临床诊疗体系的丰富发展。各种学术流派百舸争流、百花齐放、百家争鸣，极大地推动了中医药的学术发展。

岭南中医药流派可谓中医药的重要分支，中医药世家的传承与发展促进了岭南中医流派百花齐放。从源头发掘岭南中医药世家，传承与发展中医学术流派，可充分发挥学术流派的特色优势，加快提高临床疗效。广东省中医院85年来成就了不少名医和名方，也形成了不少独到的流派，通过挖掘和整理院内名中医的学术思想和临床经验，成立了众多流派研究室，让医院的名医经验和学术思想能够传承下去，发扬光大。

岭南甄氏杂病流派由广东省名老中医甄梦初老先生创立，从岭南地区发展而来，以当地气候环境、饮食文化等为出发点，因地制宜，去盈补亏，达到治疗疑难杂症、强身健体的目的。张忠德教授1988年从广州中医学院中医系毕业后，接触到了岭南甄氏杂病流派，同年，拜于甄梦初老先生门下，一心从医，尽得师传，后来又师从国医大师晁思祥教授，使自身中医水平得到进一步提升，成为甄氏医学的第四代传人和甄氏医学的发展者。

为进一步继承与发展岭南甄氏杂病流派的学术思想，张忠德教授带领他的弟子，借助团队的力量，在继承、挖掘流派理论方面下功夫。目前已启动流派的梳理与总结工作，并且初步看到了效果，很多参与此项工作的弟子自身的诊疗技术也得到了显著提升。岭南甄氏杂病流派验案集，包括《岭南甄氏杂病流派呼吸系统疾病验案集》《岭南甄氏流派杂病验案集》等，通过对成功案例的挖掘和整理，从对疾病的认识到证候规律的把握，从病因到病机，从治疗思路、治疗原则到理法方药，从特色疗法到单方、验方，从生活起居到调养护理等方面系统总结，用以指导临床。

希望本书能让更多的人学到名老中医的经验，也必定有助于整个中医药人才队伍的培养。

名老中医很多临床经验只可意会不可言传，只有通过不断挖掘整理，把名医的隐性知识显性化，从继承、总结到发扬、创新，推进中医药学术的繁荣与提高，这是我们岭南后继医者的使命与任务。

吕玉波

2018 年 12 月

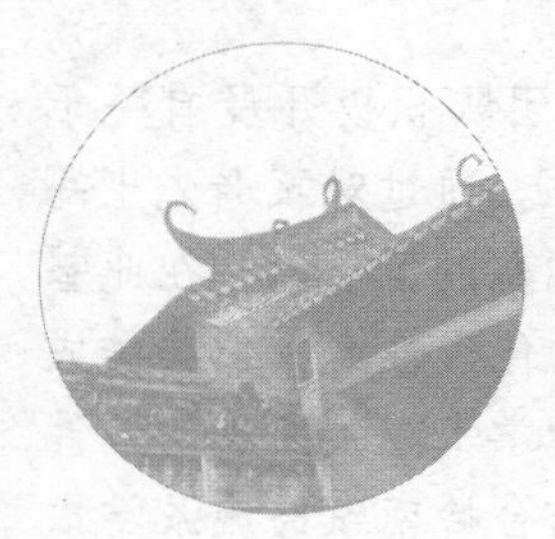

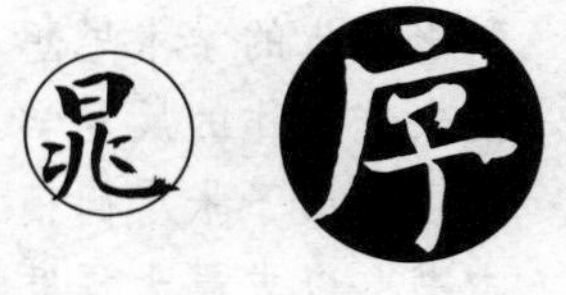


中医药凝聚着深邃的哲学智慧和中华民族几千年的健康养生经验和实践经验。历代医家著书立说，中医的精华由一代又一代医家毫无保留地传给了后世医家。百花齐放的千年历史记载了历史名家诊疗疾病的过程，众多的病案与论著是历代医家对中医药的宝贵贡献。

传承是中医药的生命之根，是其发展的基础和动力。有了传承，才有中医药的继承与发展。传承包含了医德、医术，还包含了医者对中医药事业的赤诚之心，也就是要把中医的“精”“诚”传承下去。在“精”上下功夫，就要不断提高诊疗水平，学术要精、临床要精；在“诚”上下功夫，就是不分贫富贵贱，对患者一视同仁，对学术有诚信，对工作有诚心，对患者有诚意。

岭南甄氏杂病流派第四代传人张忠德，熟读中医经典医籍，一心从医，尽得甄老先生师传。2004 年 4 月拜师我门下，跟师学习期间，他通过反复实践，在辨证候、立治法、选方药等方面耳濡目染，逐渐领悟了师门的学术理论精义和经验技术窍门，中医临证水平得到了进一步提升。该弟子现已成为中医药事业的中坚力量，在患者中享有很高的声誉。还记得 2003 年 1 月，广东出现了“不明原因肺炎”，其中广东省中医院收治了 8 名患者，在当时防护措施还不到位的情况下，我临危受命赴广东会诊。弟子张忠德时任广东省中医院急诊科主任，每天不分昼夜地坚守在排查一线，后来被感染了，在中医药的综合调理下逐步康复。此后，弟子一直在SARS、人禽流感、甲流等突发传染病的防控一线战斗，参与了多个传染病的防治方案研究和制定。

在弟子张忠德的带领下，岭南甄氏杂病流派工作团队积极开展有关于甄老先生的学术思想及临床经验的系统整理及挖掘工作。通过对甄老先生一批亲笔遗作的反复学习研究，将甄氏医学很好地延续和发展了下来。在此基础上，弟子张忠德精心遴选收集了治疗呼吸系统疾病的代表性案例，集结成本书，以求最大程度地体现流派的学术思想，实为推动学术流派发展的一件可喜可贺的事情。本书可贵之处一是每个病种之前均结合岭南甄氏流派学术思想，对疾病的沿革与整体特点做了梗概介绍，可启迪读者研习；再一是每个医案按语部分融入了作者的心得，由证及理、以法涵方、遣药取效，或有可吸取的经验教训，读后令人感奋，对临证水平的提高多有裨益。

希望本书的付梓，有助于弘扬流派学术思想，提升流派学术影响力。对于推动中医药理论与实践和事业发展也有重要历史和现实意义。

晁恩祥

2018年12月

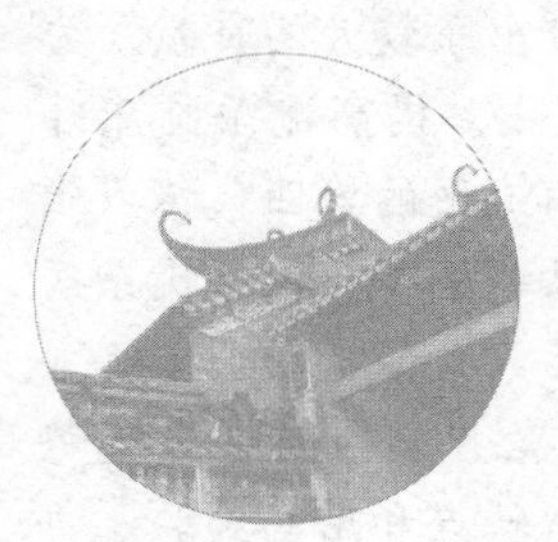

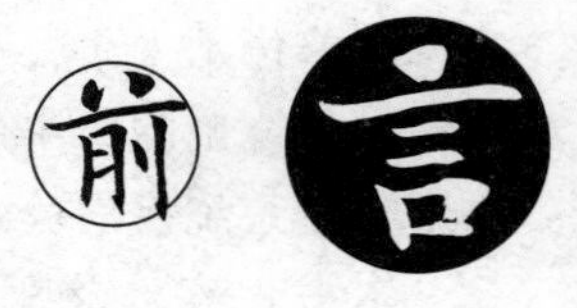

# 前言

岭南甄氏杂病流派是岭南医学代表性流派之一，创始于19世纪末，如今传承至第五代。近百年来，岭南甄氏杂病流派以医道超群、医德高尚，为人所倾慕，以擅长治疗岭南温热时病及各种疑难杂症，而闻名于岭南地区。

随着社会的发展，人类疾病谱在不断地演变，虽然我国经济持续发展，生活及医疗条件明显改善，但呼吸系统疾病的发病率和死亡率却呈明显上升趋势。岭南甄氏杂病流派对呼吸系统疾病有独到的诊疗经验，创新了“铁破汤”等民间验方，临床上推崇“阶梯疗法”。呼吸系统疾病的发生发展分为多个时期，如急性发作期、亚急性期、缓解稳定期。阶梯疗法可用于治疗久咳、顽咳、哮喘、肺间质纤维化、支气管扩张等呼吸系统常见疾病及疑难疾病。如治疗支气管哮喘以“急则治其标，缓则治其本”为原则，治疗上以“温肺寒、固肾阳，调后天脾土为始终”为主；治疗肺间质纤维化初期多以“温阳利水兼调脾土”，后期多以“补脾阳，温肾阳”为主；治疗支气管扩张以“早期干预、定期随诊、标本同治”为原则，加之饮食调护、运动保健等，降低了住院率，既减轻了患者的经济负担，又提高了生活质量。

岭南甄氏杂病流派创始人甄梦初老先生，毕生为民，遗憾的是以临床实践为要，却没有留下完整的学术专著，仅受当时报刊、杂志之邀将学术经验的精华部分刊出而得以留存，其余信息只能从其读书笔记、手稿以及继承者中了解。甄梦初老先生在多年的临床实践中，所积累的宝贵经验和独特的医学理论，为中医药学术的继承、挖掘、发展以及丰富和完善中医理论体系做出了较大的贡献。为传承流派学术思想，发扬流派特色优势，立足临床实践，提高流派临床疗效，培养传承人才，打造流派人才群体，岭南甄氏杂病流派的第四代传人张忠德，将流派临床中的典型呼吸系统案例整理收录，结集成《岭南甄氏杂病流派呼吸系统疾病验案集》。

本书内容涉及呼吸系统的常见病、多发病和中医治疗具有特色与优势的部分疑难病症，展示了岭南甄氏杂病流派的临证思辨特点和用药经验。每则医案都有详细的病因病机和辨证论治，特别是每个病种前均加有概述，阐述了辨证依据，用药思路，重点和难点都有详细的说明，理法方药丝丝入扣，其中不乏创造性的见解。

今将岭南甄氏杂病流派在呼吸系统疾病的临床成功案例整理汇集成册，体现了流派的临证思辨、经验心得和遣方用药特色，希望对医道后学和广大人民有所裨益。由于中医药学的博大精深，甄梦初老先生的学识渊博，我们整理的仅是沧海一粟，限于学识水平有限，对流派的学术理论和医疗经验的收集和整理还很不够，存在诸多不足之处，希望得到同仁指正，以便补遗和提高。

编者

2018 年 12 月

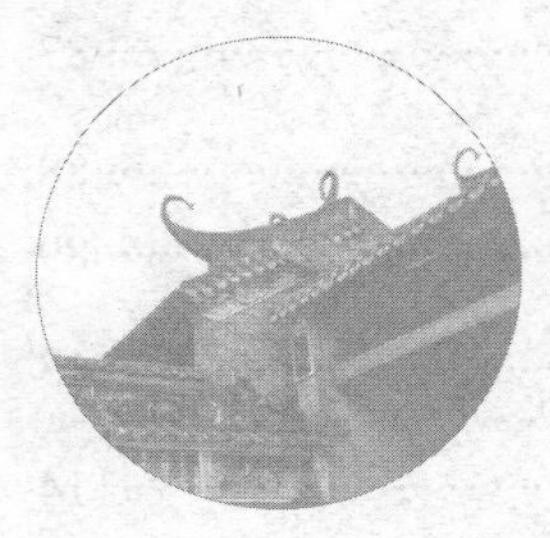

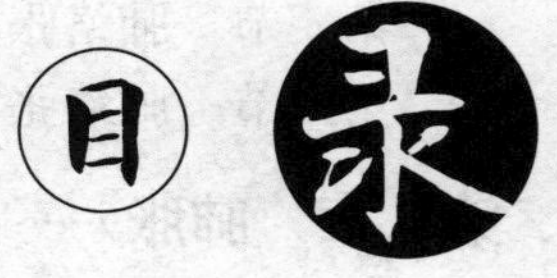
目
录

# 第一章　咳嗽

# 第一节　咳嗽概述

咳嗽是肺系疾病中最常见的病症，然咳嗽并非全由肺系疾病导致，凡可引致肺之宣肃功能失常者均可引发咳嗽。正如《医学三字经·咳嗽》中所言："《内经》云：五脏六腑皆令人咳，非独肺也。然肺为气之主，诸气上逆于肺则呛而咳，是咳嗽不止于肺，而亦不离乎肺也。"

咳嗽有外感与内伤之别。外感咳嗽多呈急性发作，病程短，治疗时当明辨所感病邪性质，风袭疏风，热犯清热，寒侵温肺，燥盛滋阴等。内伤咳嗽病程长，反复难愈，是治疗的重难点，常见于感冒后咳嗽、鼻后滴漏综合征（PNDS）、喉源性咳嗽、胃食管反流性咳嗽（GERC）等疾病。甄氏将此几类疾病以西医病名区分开来，采用"病证合参"法，通过对不同疾病特有的体质、证候特点，进行精准的辨证论治，疗效颇为显著。正如《素问·三部九候论》言："必先度其形之肥瘦，以调其气之虚实，实则泻之，虚则补之。必先去其血脉，而后调之。无问其病，以平为期。"

感冒后咳嗽常因感冒失治、误治或调理不当等引起。辨治当结合其迁延难愈的原因，首先明确其体质特点。如若是因滥用抗生素致，因抗生素可郁闭人体气机，郁久伤阳，致上、中、下三焦阳虚寒郁；若是因外感风寒或风热之证，因急于求成，过用辛温或辛凉、苦寒之品，既可致发散太过，耗损肺气，导致肺气亏虚，亦可闭门留寇，使风寒或风热留恋肺中，则出现肺气不足的体质特点。再结合当下症状特点，辨明是否存在表证及其寒热、兼夹情况，对症治之。此类患者临床中多寒热错杂，当明辨其寒热分量，据其权重用药，方能药到病除。

PNDS 证有两端，或热，或寒。《素问·气厥论》曰："胆移热于脑，则辛頞鼻渊。鼻渊者，浊涕下不止也。"此属热证，为邪犯鼻窦，湿热蕴积，酿成痰浊致其涕黄脓；《医法圆通》记载："按鼻流清涕一证……从外感而致者，感受外来之客邪，客于肺经，闭其清道，肺气不得下降，清涕是出……法宜宣散；从内伤而得者，由心肺之阳不足，不能统摄津液。而清涕出。"此属寒证，为肺卫不固，外邪内侵，或阳气不足，不能收束津液所致。治疗时当寒者热之，热者寒之。以疏风清热、宣通鼻窍法治疗热证；以温阳散寒化涕法治疗寒证。不宜见咳止咳，应使患者涕收，则咳嗽自愈。

喉源性咳嗽为因咽喉疾病所造成的咳嗽，此类患者以中下焦阳虚、虚火上炎客于咽喉多见。治疗时以敛降虚火、温补中下焦阳气为主，佐以清咽喉客热，且应尤其重视对脾胃的固护，中土健，方能“厚德载物”。不急不躁，平补平泻。多一份温补，则咽中不适加重，多一份寒凉，则脾胃虚寒更甚，虚火更燃。当时刻谨记“以平为期”的原则，将潜、降、润、温、补充分结合，方能收长远之功。

GERC 为因胃酸和其他胃内容物反流进入食管，导致以咳嗽为突出表现的临床综合征，与肺胃肝密切相关。《临证指南医案》中言：“脾宜升则健，胃宜降则和。”肺胃均以降为顺。胃失和降，其气上逆，浊阴上犯于肺，引起肺之气机上逆，《素问·藏气法时论》载：“肺苦气上逆，故发为咳嗽。”刘完素认为：“酸者肝木之味也。由火盛制金，不能平木，则肝木自甚，故为酸也。”肝气以升发条达为顺，肺气以肃降通调为常，肝肺升降相因，协调平衡，若肝失疏泄，可导致胃失通降，进而影响肺失肃降，导致咳嗽。治疗时常肺胃同治，肝胃同调，或三脏共治。肺胃同病者宜降肺平胃；肝胃同病者宜抑木扶土。若肝郁气滞明显，则应合疏肝解郁之品；若兼夹食滞，则应合消食导滞诸药。GERC 患者即使胃中有热，也应慎用清胃之品，或点到即止，防中焦衰败变生他疾。

## 第二节 咳嗽案

【案一】 谢某，女，44 岁，2001 年 4 月 7 日初诊。

1 月前感冒后开始出现咳嗽，间断于当地门诊使用阿奇霉素、注射用头孢曲松钠、克林霉素、复方盐酸伪麻黄碱缓释胶囊、橘红止咳胶囊及中药治疗，未见明显好转。遂至门诊就诊。症见：干咳，夜间为主，偶有少许白黏痰，难咯，咽痒即咳，咽干咽痛，鼻塞，流清涕，无发热恶寒，无胸闷气喘，纳眠尚可，二便调，舌淡红，苔薄白，脉浮细。

西医诊断：感冒后咳嗽

中医诊断：咳嗽

辨证：风邪郁肺，咽喉客热

治法：疏风宣肺止咳，利咽消痰

处方：

射干 15 克　蜜枇杷叶 15 克　乌梅 20 克　前胡 15 克
紫菀 15 克　海蛤壳 20 克　苦杏仁 10 克　桔梗 10 克
蜜麻黄 5 克

共 4 剂。嘱第 4 剂开始加 2~3 片生姜。

2001年4月14日二诊：咳嗽稍缓解，余症状大体同前，纳眠可，二便调，舌尖稍红，苔薄白，脉浮细。上方去蜜枇杷叶、乌梅、前胡、紫菀、海蛤壳等；加紫苏子、桑白皮各10克，合蜜麻黄、射干加强降气止咳之效，寒热并用，防蜜麻黄、紫苏子温燥伤津，百合15克、桑椹20克滋养心肾阴液，白术15克、麦芽30克、法半夏15克健脾和胃、燥湿化痰。共5剂。

2001年4月20日三诊：咳嗽明显好转，偶有白痰，量少可咯出，仍有咽痒，无咽干咽痛，鼻塞，流清涕，纳眠可，二便调，舌淡红，苔薄白，脉浮细。上方去百合、桔梗、桑椹、麦芽、桑白皮、法半夏等；加防风、紫苏叶各15克疏散风邪，乌梅20克敛肺止咳。共7剂。

按：本案患者为感冒后咳嗽，外感后治疗不当，外邪留恋，以风邪为主，影响肺气宣肃，引发咳嗽。肺为娇脏，清虚之地，邪气久恋，耗伤肺气，肺气不足，难以祛邪外出，故咳嗽迁延不愈，日久转化为内伤咳嗽。正如《诸病源候论》中记载："嗽者，由风寒伤于肺也……肺感微寒，即嗽也。""气虚为微寒客皮毛，入伤于肺则不足，成咳嗽。"《素问·咳论》中亦指出："肺寒则外内合邪，因而客之，则为肺咳。……人与天地相参，故五脏各以治时，感于寒则受病，微则为咳，甚则为泄为痛。"治疗上，当以祛风宣肺止咳为主，视其所伴兼夹诸症，辨证论治。初诊患者咳嗽已1月余，干咳为主，伴咽痒，鼻塞流涕，为典型的风邪未尽之象，治疗应以疏风宣肺止咳为主，但因其伴有咽干咽痛，用疏风之品不仅易耗损阴液，加重咽喉干痛，还可耗散肺气，加重咳嗽，故宜先收内风。治疗选用射干麻黄汤合止嗽散加减宣肺止咳，加乌梅敛肺生津止咳、海蛤壳清肺化痰，因其久服抗生素，脾阳必受其伤，为防海蛤壳伤其脾胃，故第4剂加生姜；二诊咳嗽缓解，舌尖稍红，余症状大体同前，说明风邪仍在，心肺有热，故加强健运脾胃之品，使生气有源，扶正风自去，并加桑白皮泻肺止咳，加百合、桑椹濡润心火；三诊咽干咽痛已平，肺气得收，故加防风、紫苏叶、乌梅散外风，敛肺气，除邪务尽，邪去正复，故咳嗽能愈。

**【案二】** 孙某，女，36岁，2005年4月7日初诊。

20年前感冒后出现咳嗽，当时经对症治疗后咳嗽好转，但其后咳嗽反复发作，每遇冷空气及闻及油烟气味，咳嗽发作或加重，反复辗转于多家医院，查支气管激发试验均为阴性，服用中西药治疗，当时咳嗽可改善，但仍时有发作。10天前感冒后再发咳嗽，并伴声嘶，某中医馆治疗后未见明显缓解，遂至门诊就诊。症见：咳嗽，声嘶，口干，面色偏黄，眼睑稍浮肿，纳可，偶有入睡难，二便调，舌淡红，苔薄白微干，脉细。

西医诊断：感冒后咳嗽

中医诊断：咳嗽

中医证型：气阴不足，脾肾两虚

治法：补气滋阴，健脾固肾

处方：

苦杏仁 10 克　　桔梗 10 克　　蜜枇杷叶 15 克　　前胡 15 克
白术 20 克　　麦冬 15 克　　乌梅 20 克　　炒麦芽 20 克
北沙参 15 克。

共 5 剂。

2005 年 4 月 14 日二诊：咳嗽、声嘶较前好转，仍有少许口干，倦怠感，余症状大体同前，纳可，睡眠一般，二便调，舌淡红，苔薄白，脉细。上方去桔梗、蜜枇杷叶、白术、乌梅等；加桑椹 20 克、女贞子 15 克滋补肝肾，黄精 15 克益气养阴、补益肺脾肾，茯苓 20 克、太子参 15 克健脾益气。共 7 剂。

2005 年 5 月 12 日三诊：服用上方 7 剂后已无咳嗽，近 2 日受风后再发咳嗽，咽痒而咳，无口干、咽干、口苦等不适，纳眠可，二便调，舌淡红，苔薄白，脉浮细。上方去麦冬、茯苓、女贞子、太子参、黄精等；加蜜麻黄 5 克、射干 15 克疏风解痉止咳，白术、党参各 20 克健脾益气。共 7 剂。

2005 年 5 月 19 日四诊：咳嗽好转，少许咽部不适感，稍倦怠，纳一般，眠可，二便调，舌淡红，苔黄微腻，脉细。上方去炒麦芽、桑椹、党参等；加布渣叶 10 克清热消食化痰，海蛤壳 20 克清热利咽，黄精 20 克益气养阴、补益肺脾肾，茯苓 20 克、黄芪 15 克、太子参 20 克健脾益气养阴。共 10 剂。

间断门诊复诊 2 月余，现咳嗽很少再发，面黄、眼睑浮肿亦改善。

按：脾肺为母子之脏，若脾胃虚弱，母病及子，土不生金，则肺无所养；肺主一身之皮毛，外邪侵袭机体首先通过皮毛，肺虚卫外不固，机体抵抗能力下降，外邪趁机入侵则易诱发咳嗽；脾肾不足，直接影响肺脏，导致肺气虚弱，金破不鸣，故咳嗽、声嘶，且易反复感邪导致咳嗽发生。阐明了咳嗽发病与肺脾肾的密切关系。本案患者病程长达 20 年，肺脾肾三脏皆不足，治疗时当重视对肺脾肾的调理，且在调补肺脾肾的同时，应随着病情变化随证加减治标之品，以达到标本兼顾之功效。初诊时为外感后，咳嗽、声嘶明显，急则治其标，故以止咳化痰为主，佐以固护脾胃；二诊时症状改善，故减少止咳化痰治标之品，逐渐增加补益力度；三诊再次受风，仍以扶正祛邪为主；四诊病情稳定，但胃中食滞，咽中客热，故在调补肺脾肾的同时，以布渣叶、海蛤壳解标实。

**【案三】** 李某，女，78 岁，1998 年 3 月 24 日初诊。

半年前感冒后开始咳嗽，经止咳化痰等治疗可改善，但反复发作，服用多种中西药（具体不详）可暂时缓解症状，但平素易感冒，咽痒即咳，闻及冷空气、油烟及刺激性气味加重，遂至门诊就诊。症见：咽痒，咳嗽，咳少量白黏痰，咳甚气促，无胸闷胸痛，形体消瘦，纳眠可，二便调，舌淡黯，尖稍红，苔薄白干，脉弦细。

西医诊断：感冒后咳嗽

中医诊断：咳嗽

辨证：气虚感寒，肺阴亏虚

治法：温肺散寒，益气养阴

处方：

橘红 5 克　　细辛 3 克　　麦冬 10 克　　蜜枇杷叶 15 克
黄精 20 克　　射干 15 克　　百合 30 克　　浙贝母 20 克
五味子 5 克

共 7 剂。

1998 年 4 月 2 日二诊：咳嗽稍有好转，咽痒即咳，咳少量白痰，纳眠可，二便调，舌稍红，苔黄厚，脉弦细。上方去橘红、麦冬、射干、百合、五味子等；加海蛤壳、玄参各 15 克清肺养阴消痰，鸡内金 15 克、麦芽 20 克健脾消食、防食积化热灼伤肺阴，苦杏仁、桔梗各 10 克宣肺降气而止咳。共 7 剂。

1998 年 4 月 16 日三诊：服药后咳嗽明显好转，2 天前进食热气食物，咳嗽加重，咽干，牙龈肿痛，纳可，眠差，二便调，舌稍红，苔薄白，脉弦细。上方去鸡内金、细辛、黄精等；加牛膝 20 克引火下行，龙骨 30 克滋阴潜阳，麦冬 20 克养阴清热。共 7 剂。

1998 年 4 月 23 日四诊：牙龈肿痛明显缓解，少许咳嗽、咽干，纳眠可，二便调，舌淡红，苔薄白，脉细。上方去玄参、牛膝、龙骨、麦冬等；加木蝴蝶 5 克清肺利咽，白术 20 克、太子参 10 克健脾益气养阴，蜜麻黄 5 克。共 7 剂。

继续间断门诊复诊，以补肺固肾为法，治疗 1 月余后诸症皆平。

按：本案患者平素易感冒，咽痒，闻及冷空气、油烟及刺激性气味则咳嗽加重，此为肺气不固之象；其形体消瘦，“瘦人多火”，且本次就诊咯白黏痰，舌尖稍红，苔薄白而干，肺阴亏虚之象。《素问·阴阳应象大论》谓：“形不足者，温之以气，精不足者，补之以味。”治疗当辛温散寒与甘润滋阴相结合。故初诊以橘红、细辛、黄精温肺散寒、补肺益气，以麦冬、百合、五味子养阴润肺，再加蜜枇杷叶、射干、浙贝母治其标；脾胃为气机升降之枢纽，若饮食积滞，脾胃气机不畅，郁而化火，则会加重气津耗损。二诊其苔黄厚，积滞已成，加鸡内金、麦芽消食化滞，海蛤壳、玄参清已成之热；三诊因食而复，胃火上灼牙龈，故出现牙龈肿痛，引动肝火，故咽干，睡眠不好，《尤氏喉症指南》云："心血少而火易动，肺气虚而水不生。"治疗时当在疏其胃滞、引火下行的同时，兼顾清心养心，故在诸药基础上，加一味麦冬，养心阴润心火，心阴足，则火自平；因脾胃为生化之源，肺之母，健运脾胃，方能治其病本，四诊时虽仍有少许咽干，亦去苦、寒制胃之品，加用固护中焦之白术、太子参等。患者为老年女性，其证虽以肺之气阴不足为主，但当考虑到其肾气的亏损，肾之阴阳为人体阴阳之本，故后期在补肺基础上，加用补肾诸药，渐至痊愈。

**【案四】** 杜某，男，48岁，2003年11月18日初诊。

7年前感冒后开始出现反复咳嗽，曾给予止咳化痰、抗感染等治疗，治疗期间症状可改善，但每次感冒后咳嗽便复发，缠绵1~2月难愈。10余天前感冒后再发咳嗽，咳痰不爽，鼻塞，呼吸不畅，经西医治疗，未见明显改善，遂至门诊就诊。症见：咳嗽，咳白色泡沫痰，量多，鼻塞，鼻涕倒流，进食热性食物时流清涕，自觉咽部不适，时有清嗓，怕冷，疲倦乏力，纳欠佳，饭后饱腹感明显，眠可，小便清长，大便偏烂，舌淡胖，苔薄白，脉沉。

西医诊断：鼻后滴漏综合征

中医诊断：咳嗽

辨证：肺气不固，脾肾两虚

治法：温肺散寒，健脾固肾

处方：

| | | | |
|---|---|---|---|
| 橘红 10 克 | 细辛 3 克 | 法半夏 10 克 | 巴戟天 20 克 |
| 干姜 15 克 | 党参 20 克 | 黄芪 20 克 | 炒麦芽 20 克 |
| 炒白术 20 克 | 炙甘草 10 克 | | |

共10剂。

2003年12月16日二诊：服药后咳嗽好转，因复诊不便，自行间断续服1周。现少许咳嗽，仍有白色泡沫痰，量多，胃纳改善，腹胀改善，余症状大体同前，眠可，小便清长，大便偏烂，舌淡胖，苔薄白，脉沉。上方去橘红、法半夏、炒麦芽、炒白术、炙甘草等；加大干姜剂量至20克、加花椒5克增大温中散寒力度，增党参、黄芪至30克加强健脾益气之功，以求恢复脾胃健运以化痰湿，麦冬20克防诸药温燥，熟地黄15克滋阴补血、阴中求阳。共14剂。

2004年1月6日三诊：咳嗽、咳痰明显好转，鼻涕倒流感改善，咽部仍有少许不适，怕冷明显改善，精神好转，纳眠可，二便调，舌淡红，苔薄白，脉细。上方去细辛、巴戟天、熟地黄、麦冬等；加大黄芪剂量至40克、花椒至10克进一步补气固表、温运脾胃；加牛膝、盐山萸肉各30克补益肝肾、引气血下行，使温补之阳气潜沉于下。共14剂。

间断门诊以温补、归潜之法治疗3月余，咳嗽、鼻涕倒流、咽中不适、怕冷等症状均愈。

按：鼻后滴漏综合征是指由于鼻部疾病引起分泌物倒流鼻后和咽喉部，甚至反流入声门或气管，导致以咳嗽为主要表现的综合征。患者虽因咳嗽反复就医，但多数医者未曾注意到其咳嗽乃因鼻涕倒流所致，故治疗往往无法取效。《医法圆通》记载："按鼻流清涕一证，有从外感而致者，有从内伤而致者。从外感而致者，感受外来之客邪，客于肺经，闭其清道，肺气不得下降，清涕是出……法宜宣散；从内伤而得者，由心肺之阳不足，不能统摄津液。而清涕出。市人称为肺寒，称为陈寒，由其不知阳衰而阴寒即生也。肾络通于肺，肾阳衰而阴寒内生，不能收束津液，而清涕亦出。其人定无外感足征，多困倦无神，或忿嚏不休，或畏寒，或两脚冷，法宜扶阳。"其中讲明鼻流清涕的缘由及治法。患者流涕、咳嗽之初由外感诱发，经抗感染治疗，症状虽改善，但外邪未能尽散，留于人体，耗损肺气，此后咳嗽反复发作，多次使用抗生素，损耗人体肺脾阳气，肾阳为诸阳之本，久病肾阳亦不足，形成肺脾肾三脏阳虚之象，变为流涕、咳嗽。治疗当以温补肺脾肾为主。初诊以理中汤合黄芪、炒麦芽、法半夏温中祛寒、健脾益气、温化寒痰，橘红、细辛温肺化饮，巴戟天温补肾阳；二诊继续加大温补力度，考虑独阳不生，亦恐诸药温燥耗损阴液，故加麦冬、熟地黄；因阳气生于下焦，充于中焦，发于上焦；三诊时患者诸症改善，温补之阳气当沉纳于中下焦，方能使生机有根，使温补而不生火，故加牛膝、盐山萸肉。对诸阳气亏虚，尤其是中下焦阳气不足的患者而言，温补固然为重中之重，但归潜亦为必不可少，佐以归潜沉纳法，可使补益之法长用而无弊病。

**【案五】** 李某，女，45岁，2001年3月24日初诊。

1年余前开始出现反复咳嗽、咯白痰，曾于外院就诊，查胸片未见异常，给予止咳化痰等对症治疗后咳嗽可减轻，但仍时有反复。2周前再发咳嗽，痰多，流涕，咽干咽痛，经服中西药治疗，未见明显改善，遂至门诊就诊。症见：咳嗽，咳大量黄黏痰，鼻腔内分泌物多，咽干咽痛，平素易急躁，胃纳一般，眠差，入睡困难，二便调，舌淡红，苔薄白，脉弦细。

西医诊断：鼻后滴漏综合征

中医诊断：咳嗽

辨证：痰湿蕴肺

治法：健脾化痰止咳

处方：

海蛤壳 30 克　　百合 15 克　　麦冬 15 克　　射干 15 克
蜜麻黄 5 克　　苦杏仁 10 克　　桔梗 10 克　　苍耳子 10 克
麦芽 20 克　　款冬花 15 克　　橘红 5 克

共 7 剂。

2001 年 3 月 31 日二诊：咳嗽好转，咳痰仍多，痰色转白，鼻涕减少，咽干咽痛改善，胃纳一般，眠差，入睡困难，二便调，舌淡红，苔薄白，脉弦细。上方去百合、麦冬、桔梗、苍耳子、款冬花等；麦芽改为炒麦芽，加茯苓 20 克、法半夏 10 克健脾化痰，浙贝母 20 克清肺化痰。共 7 剂。

2001 年 4 月 7 日三诊：2 天前不慎受凉，出现喷嚏、流涕，咳嗽、咳痰加重，自服感冒药未见明显改善，现喷嚏，流清涕，咳嗽，咯白色泡沫痰，少许咽干，无咽痛，纳眠欠佳，小便调，大便偏烂，舌淡，苔薄白，脉浮缓。上方去海蛤壳、橘红、茯苓、法半夏等；加防风 15 克、紫苏叶 10 克、桂枝 10 克疏风散寒解表，布渣叶 10 克清肺消食化痰，甘草 5 克调和诸药。共 7 剂。

按：《医学心悟》谓："肺有两窍，一在鼻，一在喉。鼻窍贵开而不闭，喉窍宜闭而不开。今鼻窍不通，则喉窍将启，能无虑乎？"指出鼻、咽为肺之门户，是风、寒、热、燥诸邪侵袭之所，与脏腑关系密切，与外界密切相通，容易感邪致病。若外邪从口鼻而入，鼻窍不通，肺失布津，留着成痰，痰液浸泽咽喉，则会引发咳嗽。喉为肺胃之门户，是呼吸之气的必由之路，鼻涕侵犯咽喉，邪郁于内，肺气宣降失常，则咳嗽反复发作，迁延难愈。本案患者即为鼻涕倒流至咽，刺激咽喉所引起的咳嗽。《医学摘粹·杂证要诀·七窍病类》载："如中气不运，肺金壅满，即不感风寒，而浊涕时下者……总由土湿胃逆。"其病之位在肺，追本溯源，病之根在脾胃。岭南地区，气候潮湿，每遇回南天，气温开始回暖而湿度亦增加，湿热交织缠绵为这一时期的气候特点，也是重要的致病因素。脾土恶湿，湿邪最易伤脾，脾为湿困，运化不力，易生痰浊，湿热灼痰于肺，肺失宣降，气机不利，发为黄涕、咳嗽。治疗时应标本兼顾，肺痰、脾湿一并消除。初诊时寒热错杂，故消痰除湿时，当寒热并用；二诊热象减退，故去寒凉之百合、麦冬、桔梗等，选用炒麦芽、法半夏加大温化力度；三诊为感受风寒，治疗时祛外邪为主，佐以健脾化痰之品。

**【案六】** 董某，男，38 岁，2005 年 7 月 7 日初诊。

8 年前开始出现反复咳嗽，闻及刺激性气味则咽痒、咳甚，伴咽部不适感，喜清嗓，反复求治于多家医院，给予抗感染、解痉、止咳等西药治疗及中医药治疗均未见明显改善，遂至门诊就诊。症见：咳嗽，闻及刺激性气味及久言时咽痒，少痰，晨起尤甚，自觉咽部不适感，四末凉，疲倦乏力，健忘，注意力不集中，阴囊潮湿，纳可，眠差，二便调，舌淡胖大，边有齿印，苔薄白，脉沉。既往慢性咽炎病史近20年。

西医诊断：喉源性咳嗽

中医诊断：咳嗽

辨证：虚火客咽，脾肾阳虚

治法：利咽化痰，温补脾肾

处方：

| | | | |
|---|---|---|---|
| 淫羊藿15克 | 炒白术15克 | 黄精20克 | 菟丝子15克 |
| 前胡15克 | 紫菀15克 | 牛膝20克 | 海蛤壳20克 |
| 五味子10克 | 细辛3克 | 巴戟天20克 | |

共7剂。

2005年7月16日二诊：咳嗽好转，咽部异物感明显改善，睡眠好转，余症状大体同前，纳眠尚可，二便调，舌淡胖大，边有齿印，苔薄白，脉沉。上方去牛膝、海蛤壳、五味子、细辛等；加蜜枇杷叶15克清肺化痰，苦杏仁10克、桔梗10克，一宣一降，熟附子15克散沉寒。共7剂。

2005年8月4日三诊：服药后诸症好转，近1周未继续服药。3日前开始出现口腔溃疡，入睡难，偶有少许咳嗽，咽部异物感，四末转温，精神可，阴囊潮湿感消失，纳可，舌稍红，苔薄白，脉弦细。上方去巴戟天、蜜枇杷叶、前胡、桔梗、熟附子等；加牛膝20克引火下行，龙骨、牡蛎各20克平肝潜阳、重镇安神，牡丹皮10克清肝火，关黄柏5克泻相火。共7剂。

2005年8月27日四诊：口腔溃疡已愈，睡眠改善，现偶有咳嗽，咽部无明显异物感，晨起时有喷嚏，怕冷，舌淡红，苔薄白，脉细。上方去牛膝、龙骨、牡蛎、牡丹皮等；加桂枝15克、党参20克、黄芪30克温阳益气，炒麦芽30克固护中焦。共7剂。

后续间断门诊复诊3次，随访诉诸症皆平。

按：咽性咳嗽是慢性咳嗽中的一种，以阵发性咽痒而咳，少痰或无痰或痰黏难咯，咯出为爽，饮水则止为特征，临床中多见，且治疗效果多不理想。《杂病广要》曰："久病难痊，先究其起病之源。"患者咽部不适20余年，每因咽痒而咳，干咳为主，可初步判断其为咽性咳嗽，加上中下焦虚寒，虚火上炎客于咽喉所致。《素问·咳论》曰："五脏六腑皆令人咳，非独肺也。"脾为后天之本，气血生化之源，脾土失健，脾不升清则难以上养于喉，肾主脏腑气化，肾阳不足，气化不力，津不上承，咽喉失养，虚火上犯咽喉，灼伤咽部津液。二者共同作用于咽，使咽部津液不足，凝结成痰，引起咽部不适感，进一步引发咳嗽。治疗时当敛降中下焦之阳气，清咽喉客热相结合，把握清补之力，方能见效。观其过去中药处方，或过于寒冷，或温补急躁，未能平衡阴阳，加之服用过多抗生素，脾阳更损，形成恶性循环，故久治难愈。故初诊时在诸健脾温肾之品中，加海蛤壳清咽喉痰结，急治其标，五味子收敛固摄、益气生津，一则合牛膝收敛虚火，二则防温补之药温燥助火，三则生津润肺滋咽；二诊诸症改善，故加大温补力度，以熟附子峻补元阳；三诊出现口腔溃疡，入睡难等相火旺之象，考虑因温补太过或进食温燥等致，治疗时减弱温补力度，加平肝清肝、清泻相火之品；四诊相火已收，加大健脾益气力度，使坤土“德厚”以载物。治疗时当时刻谨记“以平为期”的法则，方能不急不躁，收长远之功。

**【案七】** 徐某，男，31 岁，2007 年 12 月 29 日初诊。

6 年余前因劳累受凉后开始出现咳嗽、咳痰，自服感冒药物后可缓解，但仍时有咳嗽、咳痰，未予重视，未继续治疗。后咳嗽经常于秋冬季节复发，每次持续时间较长，约 2~3 个月，曾于当地医院就诊，行支气管激发试验提示阴性，诊断为慢性支气管炎，给予抗感染及止咳化痰等对症治疗后症状可改善。2 周前患者受凉后再次出现咳嗽、咳痰，自服抗生素未见明显改善，遂至门诊就诊。症见：咳嗽，咳白痰，量多，易咯，咳甚少许胸痛，平素怕冷，纳一般，眠可，小便调，大便偏烂，舌淡，苔薄白，边有齿痕，脉沉细。

西医诊断：慢性支气管炎

中医诊断：咳嗽

辨证：肺脾两虚，风寒束表，痰涎壅肺

治法：健脾温肺，疏风散寒，温化寒痰

处方：

| | | | |
|---|---|---|---|
| 橘红 10 克 | 细辛 3 克 | 党参 15 克 | 炒白术 20 克 |
| 黄芪 15 克 | 桂枝 15 克 | 大枣 20 克 | 蜜麻黄 5 克 |
| 射干 15 克 | 紫苏子 15 克 | 五味子 10 克 | |

共 14 剂。加生姜 2~3 片同煮。

2008 年 1 月 12 日二诊：咳嗽明显缓解，咳痰减少，少许咽干，大便成形，余症状大体同前，纳一般，眠可，二便调，舌淡红，苔薄白稍干，脉沉细。上方去橘红、细辛、党参、桂枝、生姜等；加北沙参、百合各 30 克养阴润肺。共 7 剂。

2008 年 1 月 26 日三诊：咳嗽减少，疲倦乏力，纳一般，眠可，二便调，舌淡红，苔薄白，脉沉细。上方去北沙参、百合等；加紫菀 15 克润肺下气、消痰止咳，补骨脂 15 克、炒麦芽 20 克健脾固肾。共 21 剂。

2008 年 2 月 25 日四诊：偶有咳嗽、咳痰，少许咽干，怕冷改善，纳一般，眠可，二便调，舌淡红，苔薄白，脉沉象改善。上方去炒白术、黄芪、补骨脂等；加海蛤壳15克、玄参10克滋阴清热利咽，牛膝30克引火下行，党参20克健脾益气，细辛3克温肺散寒。共14剂。

继续门诊间断复诊1月余，同年秋冬季时，咳嗽未再复发。

按：本案患者初病治疗不当，致邪气久留肺中，引起肺气不足，卫外力弱，极易感受外邪而发病，秋冬季节大自然阳气收藏，人体阳气亦逐渐潜藏，卫外之力更加不足，《医旨绪余·宗气营气卫气》说："卫气者，为言护卫周身，温分肉，肥腠理，不使外邪侵犯也。"故咳嗽在秋冬季节更容易复发；肺病日久，子病及母，脾运力弱，液停为痰，故咳痰、量多。《仁斋直指附遗方论》曰："疗痰之法，理气为上，和胃次之……脾胃一和，痰涎自散。"故治疗时在温肺散寒同时，应重视健脾和胃。初诊寒痰伏肺、肺脾两虚为主，故选用射干麻黄汤合四君子汤加减；二诊寒痰得化、肺脾稍健，见少许咽干，肺阴略亏，因肺为"阳中之太阴"，为娇脏，用药过寒过热过润过燥皆不宜，故初诊时温燥之品，点到即止，加入北沙参、百合滋养肺阴，平衡肺中阴阳，维持使用初诊固护中焦之品，防滋阴二药碍胃；脾肾为先后天之本，肾阳为一身阳气之本，"五脏之阳气，非此不能发"，故三诊加强固护脾胃，并加入补骨脂温肾固肾；四诊时阳气已固，阴液已足，但有少许燥火客于咽喉，故标本同治，清利咽喉、引火下行，与健脾温肺相结合。患者肺健脾运，卫表得固，故秋冬未再复发。

**【案八】** 江某，女，39岁，1997年3月3日初诊。

3月前外出劳累、淋雨后开始感冒，出现咳嗽、咳痰、咽痛、鼻塞流涕，曾于广州某区医院就诊，查胸片提示支气管炎，经抗感染等治疗1周后症状好转，复查胸片提示未见明显异常，但仍时有咳嗽、咳痰、咽部有异物感等不适，遂至门诊就诊。症见：咳嗽，咯白痰，量多，咳甚气紧、胸痛，咽部异物感，平素易急躁、怕冷，纳欠佳，眠一般，小便调，大便偏烂，舌淡胖大，有齿印，苔白腻，脉弦滑。

西医诊断：咳嗽

中医诊断：咳嗽

辨证：肺寒脾虚，痰气互结

治法：温肺健脾，理气化痰

处方：

| | | | |
|---|---|---|---|
| 厚朴15克 | 炒麦芽20克 | 茯苓20克 | 前胡15克 |
| 紫苏叶10克 | 橘红5克 | 细辛3克 | 五味子5克 |
| 射干15克 | 法半夏10克 | 炒白术20克 | |

共7剂。

1997年3月17日二诊：咳嗽明显改善，近日因与他人争执，出现胃脘部胀闷不适，左侧胁肋部疼痛，遂于我院复查胸片提示心肺未见异常。现咳嗽，少痰，胃脘胀满，左侧胁肋部疼痛，大便已成形，余症状大体同前，纳欠佳，眠一般，小便调，大便偏烂，舌淡胖大，有齿印，苔白腻，脉弦滑。上方去前胡、紫苏叶、橘红、细辛、五味子、射干、法半夏等；加延胡索15克、槟榔10克理肝脾气滞、活血止痛，陈皮、党参各10克，黄芪15克理气健脾、培土生金。共7剂。

1997年3月24日三诊：左侧胁肋部已无疼痛，胃脘胀满感好转，咽喉异物感消失，仍时有咳嗽，干咳为主，偶有咽痒，少许口干，纳眠尚可，二便调，舌淡，苔薄白，脉细。上方去茯苓、厚朴、延胡索、陈皮、党参、黄芪、槟榔等；加橘红5克、细辛3克、蜜麻黄5克温肺散寒消痰，五味子10克收敛固肾、防温肺之品辛散过度，蜜百部10克、前胡15克、紫菀15克止咳化痰，牛膝10克补肝肾，黄精20克补益肺脾肾。共7剂。

1997年4月7日四诊：偶有少许咳嗽，咽中少量白黏痰，少许口干，纳欠佳，睡眠可，二便调，舌淡红，苔薄白，脉细。上方去橘红、细辛、蜜百部、牛膝、五味子、前胡、紫菀等；加射干15克利咽消痰，鸡内金10克消食健胃，党参15克、桑椹20克益气养阴。共7剂。

服药7剂后，患者咳嗽、咳痰、口干、纳差皆愈，后期继续以调肝补脾为法治疗1月，其脾气亦变得平和舒缓。

按：《医宗金鉴》记载："咽中如有炙脔，谓咽中有痰涎，如同炙肉，咯之不出，咽之不下者，即今之梅核气病也。此病得于七情郁气，凝涎而生。故用半夏、厚朴、生姜，辛以散结，苦以降逆，茯苓佐半夏，以利饮行涎；紫苏芳香，以宣通郁气，俾气舒涎去，病自愈矣。此证男人亦有，不独妇人也。"本案患者虽无典型的梅核气症状，但其咽部有异物感，痰多，平素情绪容易急躁，病机与梅核气无异，均为脾虚运化功能失调，痰湿内生，肝气不能条达，气机不畅，痰气搏结于肺与咽喉。《金匮要略·妇人杂病脉证并治》："妇人咽中如有炙脔，半夏厚朴汤主之。"故初诊治疗用半夏厚朴汤合温肺健脾、止咳化痰之品；二诊时情志不畅，肝气郁滞，肝逆犯胃，故治疗当"知犯何逆，随证治之"，以疏肝理气、健运脾胃为主；三诊、四诊时肝胃滞气化开，继续以温肺健脾为主，脾肾互资，故稍加固肾之品，使生化有源。五脏六腑皆令人咳，切勿见咳止咳，当别其根本治疗，方能收效。

**【案九】** 神某，女，36岁，1999年5月12日初诊。

患者为孕16周孕妇，4天前开始恶风，咳嗽，咽痛，少痰等不适，自服中成药（具体不详）后咽痛有所缓解，但仍有咳嗽、咳痰、质黏等不适。遂至门诊就诊。症见：咳嗽，咳痰，痰色微黄量少，咽干，咽部异物感，平素易喷嚏，纳差，眠可，小便调，大便秘结，舌红，苔薄黄，脉浮数。既往甲亢病史10余年，已停药，甲功正常。

西医诊断：急性咳嗽

中医诊断：咳嗽

辨证：肺热内盛

治法：清肺化痰止咳

处方：

| | | | |
|---|---|---|---|
| 黄芩10克 | 白术20克 | 续断15克 | 蜜枇杷叶15克 |
| 浙贝母20克 | 前胡15克 | 紫菀15克 | 乌梅20克 |

共4剂。

随访，患者服药后症状基本缓解。

按：孕妇摄入的物质能量需要供应两个生命体，因生理需求大，导致气血不足、卫外不力，易感受外邪。本案患者为孕期咳嗽，急性起病，病程短，初起为风热之象，自服药膳，风热稍减，但外邪未能尽去，入肺成热，故咳痰色黄；咽喉为肺之门户，肺热则咽部受灼，出现咽干、咽部异物感；“肺与大肠相表里”，肺失肃降，津液不能下达，则大便秘结；舌红，苔薄黄，脉浮数均为肺热内盛之象。治疗时以清肺止咳化痰为法，兼顾安其胎元，则病无忧矣。朱丹溪云：“黄芩、白术乃安胎圣药，俗以黄芩为寒而不敢用，盖不知胎孕宜清热凉血，血不妄行，乃能养胎。黄芩乃上中二焦药，能降火下行，白术能补脾也。”此二药配伍本案患者最为适宜，既可清热，又可安胎，《滇南本草》中言续断具有补益肝肾、调理冲任、固本安胎之效，其“补肝，强筋骨，走经络，止经中（筋骨）酸痛，安胎，治妇人白带，生新血，破瘀血，落死胎，止咳嗽，咳血”，患者平素易喷嚏，说明肺气不足，肾为元阳之本，故以续断平和之品，缓补之，乌梅收敛肺气治咳嗽，再加蜜枇杷叶、浙贝母、前胡、紫菀止咳化痰。纵观本方，用药精炼，短小精悍，针对肺热内盛之病机及患者特殊生理阶段对证下药，效如桴鼓，立竿见影。

**【案十】** 何某，女，34岁，2000年8月30日初诊。

1周前运动大汗出后，当风感冒，出现喷嚏，流清涕，自服感冒药后喷嚏、流涕好转，但开始咽痒、咳嗽，服用止嗽糖浆未见改善，遂至门诊就诊。症见：咳嗽，咽痒而咳，少痰，偶有喷嚏，纳眠一般，二便调，舌淡，苔薄白，脉浮。

西医诊断：急性咳嗽

中医诊断：咳嗽

辨证：风寒袭肺，肺失宣肃

治法：疏风解表，温肺止咳

处方：

| | | | |
|---|---|---|---|
| 蜜麻黄5克 | 橘红10克 | 细辛3克 | 法半夏10克 |
| 乌梅20克 | 前胡15克 | 紫菀15克 | 紫苏叶15克 |
| 防风15克 | 麦冬15克 | | |

共5剂。

2000年9月6日二诊：咳嗽好转，无咽痒咽干咽痛，无喷嚏，纳差，眠可，小便调，大便稍烂，臭秽，舌淡红，苔黄腻，脉弦滑。上方去蜜麻黄、橘红、细辛、乌梅、紫苏叶、防风、麦冬等；加布渣叶15克、薏苡仁20克、麦芽20克、六神曲20克、鸡内金10克健脾消食、化痰祛湿，杏仁、桔梗各10克宣降肺气。共4剂。

随访诉服用完4剂药后，胃口明显好转，大便亦成形。

按：本案患者为临床常见的外邪致肺之宣肃失司而引发的咳嗽，因病程短，治疗时常可短期见效。其感受外邪为风寒邪气，故治疗时当以疏风散寒解表为主，佐以止咳。《本草正义》谓："惟麻黄轻清上浮，专疏肺郁，宣泄气机，是为治感第一要药，虽曰解表，实为开肺，虽曰散寒，实为泄邪，风寒固得之而外散，即温热亦无不赖之以宣通。"外感风寒时麻黄为必不可少之药。故初诊选用蜜麻黄合紫苏叶、防风疏散风寒，橘红、细辛温肺散寒，乌梅收敛肺气，防诸药辛散过度，耗损肺气，前胡、紫菀止咳化痰，法半夏和胃，麦冬防诸药温燥伤津；二诊患者咳嗽虽基本治愈，但胃口转差、大便烂、臭秽，细细询问得知，其为加速病愈，自煲肉类进补过度，致食滞胃脘，故以大队健胃消食之品，防止咳嗽复发。在外感病中，最忌饮食无度，《伤寒论》开篇首方便记载服药期间"禁生冷、粘滑、肉面、五辛、酒酪、臭恶等物"，因"以病新差，人强与谷，脾胃气尚弱，不能消谷，故令微烦，损谷则愈"。

# 第二章 鼻鼽

# 第一节 鼻鼽概述

鼻鼽是以阵发性喷嚏、清水样涕、鼻痒、鼻塞等为主要临床表现的常见、多发病，与个人体质和环境因素密切相关。多在气候突变、季节交替或受到异物异气刺激后发病。在中医古籍中也被称为“鼽嚏”“鼽”“嚏”等，相当于现代医学的变应性鼻炎。由于临床治疗手段有限，且效果不稳定，被视为“21 世纪的流行病”。

《素问·脉解》最早提出“鼻鼽”一词，该书记载：“所谓客孙脉，则头痛、鼻鼽、腹肿者，阳明并于上，上者则其孙络太阴也，故头痛、鼻鼽、腹肿也。”此时的“鼻鼽”一词仅为一种临床症状。但在《素问·五常政大论》《素问·宣明五气论》篇中便已提出鼽从肝火所化，肾气不足致呵欠、喷嚏。

后世医家对其病因、病机的认识逐渐完善。多数医家认为本病证属本虚标实，病位多在肺、脾、肾，常因三脏虚损所致。《难经》云：“肺气虚寒，卫气不固，腠理疏松，易感风寒之邪，风寒入侵，肺气不宣，津液停聚，鼻窍壅塞发为鼻鼽。”脾为后天之本，气血生化之源，肺气的充实，有赖于脾气的上输，脾虚则气化失司，肺脏失养，致清涕连连；肾虚则摄纳无权，气不归元，使疾病迁延不愈。亦有医家认为火热邪气致病，如肺气虚弱，感受风热之邪，或脾胃痰火，内积有热，上犯于肺，或肝火犯肺，或“心火邪热干于阳明”等，火热邪气的属性定位各有不同。

甄氏根据多年积累的经验，强调表虚不固在鼻鼽的发病中具有关键作用。《素问·五脏生成》言：“肺之合皮也，其荣毛也。”皮毛具有抵御外邪侵袭的屏障作用。肺主气，肺气宣发，使卫气和气血津液输布到全身，以温养皮毛。《灵枢·脉度》说：“肺气通于鼻，肺和则鼻能知香臭。”若肺气虚弱，其宣发卫气和输精于皮毛的生理功能减弱，则卫表不固，抵御外邪侵袭的能力低下，使邪易犯肺，发为本病。辨证时不可局限于一家之言，当根据患者症状、鼻黏膜色泽形态、体质、舌脉，辨明其寒热虚实。

治疗时当结合患者的寒热虚实，标本缓急灵活治之，不可拘泥于一方一法。甄氏认为无论发作期，还是缓解期，均应重视益气固表法的应用。急性期以益气固表，祛风通窍为主；缓解期以益气固表，温肺健脾固肾为主。因气与肺、脾关系密切，《素问·六节藏象论》载：“肺者，气之本。”《脾胃论》云："大抵脾胃虚弱，阳气不能生长，是春夏之令不行，五脏之气不生。"甄氏强调，肺脾同治，方为益气固表法之精髓。

## 第二节 鼻鼽案

**【案一】** 周某，女，4岁，2004年5月26日初诊。

3个月前开始反复鼻塞、喷嚏、流清涕等不适，就诊于当地某医院，诊断为变应性鼻炎，使用抗过敏药及激素后，症状可改善，但晨起或遇天气变化仍时有鼻塞、喷嚏、流清涕，夜间眠鼾等症状，遂至门诊就诊。症见：鼻塞，喷嚏，流清涕，怕风，乏力懒言，纳差，夜间眠鼾，眠浅，易醒，小便调，大便稍溏，舌淡红，苔薄白，脉细。

西医诊断：变应性鼻炎

中医诊断：鼻鼽

辨证：肺卫不固，脾气亏虚

治法：疏风固表，调脾补肺

处方：

桑椹10克　炒白术10克　太子参10克　防风7克
紫苏叶8克　苍耳子7克　炒六神曲10克　蜜麻黄3克
共7剂。

2004年6年2日二诊：鼻塞、喷嚏、流清涕、精神明显改善，怕风好转，胃纳好转，夜间眠鼾，眠浅，易醒，大便稍结，舌稍红，苔薄白，脉细。上方去防风；炒白术、炒六神曲易为白术、六神曲；加麦冬、白芍各10克养阴清心柔肝。共7剂。

2004年6月16日三诊：已无鼻塞、流涕，晨起偶有喷嚏，纳眠可，小便调，大便仍稍干结，舌淡红，苔薄白，脉细。上方去白术、六神曲等；加瓜蒌仁10克润肠通便。共5剂。

服用5剂药后，诸症皆消，天气变化时亦可平稳过渡。

按：本案患儿发病或症状加重主要在天气变化或晨起时分，卫表不固，则天气变化易受外邪侵袭，阳气亏虚，则晨起阳衰之际症状加重、怕风，此为卫表阳气不足之象；肺主宣发肃降，肺气亏虚、卫表不固，肺之升清降浊功能下降，不能散布津液，若受风寒，津液停聚，凝滞于鼻窍，则出现喷嚏、鼻塞、流清涕；脾为肺母，子病及母，脾运化功能、升清功能失调，气血化生不足、清气不升，则见疲倦乏力、少气懒言、大便烂；夜间睡眠打鼾，实为鼻塞之故，夜间阴气较盛，阳气入里，鼻窍缺少阳气充养，则鼻塞，睡眠差；舌淡红，苔薄白，脉细均为肺卫不固，脾气亏虚之象。明代薛立斋《内科摘要·元气亏损内伤外感症》中描述："一儒者，素勤苦，恶风寒，鼻塞流清涕，寒禁嚏喷。余曰：此脾肺气虚不能实腠理。彼不信，服祛风之药，肢体麻倦，痰涎自出，殊类中风。余曰：此因风剂耗散元气，阴火乘其土位。遂以补中益气加麦门、五味治之而愈。"阐明了鼻鼽发病的病机为脾肺气虚，亦言明治疗当以补益中气、培土生金为主，稍佐养阴之品。患儿二、三诊时大便稍结，故加麦冬、白芍、瓜蒌仁等养阴通便，兼可防诸药温燥、防风药伤津。

**【案二】** 奚某，女，21岁，2001年12月8日初诊。

5年前秋冬之际受凉后出现鼻塞、鼻痒，喷嚏，流清涕，就诊于当地中医院，给予疏风解表中药后，症状可缓解，但此后闻及油烟、刺激性气味或遇风寒则诸症加重，清涕难止，反复就诊于多家医院，诊断为变应性鼻炎，坚持使用抗过敏制剂及激素，症状仍时有发作，遂至门诊就诊。症见：鼻塞、鼻痒，喷嚏，流清涕，无咳嗽咳痰，平素怕风、怕冷、易感冒，四肢不温，疲倦乏力，运动后汗多，面色苍白，经前1天及经期小腹冷痛，喜温喜按，经色偏暗，血块多，经量偏多，纳一般，发病时入睡难、易醒，小便清长，大便偏烂，唇暗，舌淡黯，胖大，有齿印，苔薄白，脉沉细。

西医诊断：变应性鼻炎

中医诊断：鼻鼽

辨证：肺脾肾虚，冲任虚寒

治法：健脾补肺温肾，调理冲任

处方：

桂枝15克　　大枣30克　　党参20克　　当归15克
黄芪20克　　炒白术20克　　淫羊藿15克　　五味子10克
女贞子15克
共7剂。

服用7剂药后，患者自觉效佳，遂自间断续服14剂。

2001年1年5日二诊：鼻痒、鼻塞、喷嚏、流涕、怕风、怕冷好转，精神较前好转，经前及经期小腹冷痛明显缓解，现处经期第2天，无明显腹痛，经色暗红，血块多，经量偏多，余大体同前，纳眠一般，二便调，舌淡红，苔薄白，脉稍沉。上方去五味子、女贞子等；加香附、艾叶、金樱子各15克以加强调经理气补虚之效。共7剂。

间断门诊复诊，调理2个月经周期后，鼻鼽及痛经皆明显改善。

按：《杂病源流犀烛·鼻病源流》言："有鼻鼽者，鼻流清涕不止，由肺经受寒而成也。”《脾胃论》曰：“贼邪不能独伤人，诸病从脾胃而生明矣。”患者因受凉引发鼻鼽，病位初起主要在肺脾，与脾胃不足、肺经受寒相关，后久病经治不愈，病由肺脏，损及肾脏，“命门为精血之海……为元气之根……五脏之阴气，非此不能滋，五脏之阳气，非此不能发”，致肾阳虚损。证属肺脾肾阳虚，故症状为一派虚寒之象。治疗上当以温补肺脾肾为主。患者兼有痛经，“肝肾内损，延及冲任奇脉”，致冲任虚寒，故温经散寒、调经止痛亦应列为治疗大法。临证治疗时，当以患者月经周期为节点，分阶段论治。初诊经期刚结束，当以温补为法，故以黄芪桂枝五物汤加减，调养荣卫、健脾益气、温经散寒，经后阴血较虚，故加当归养血，又恐诸药温燥，加重肝肾阴血亏耗，故加女贞子、五味子；二诊正处经期，当以温通为主，故去诸养阴之品，加艾叶、香附、金樱子,《本草纲目》言“艾叶，服之则走三阴，而逐一切寒湿，转肃杀之气为融和……”，主治冲任虚寒，寒性收涩，寒除则血行，香附为“气病之总司，女科之主帅”，性质平和，善解气结，助艾叶同行血脉，因患者月经量偏多，故加金樱子补肝肾、收敛固摄。

**【案三】** 梁某，女，23 岁，2006 年 2 月 18 日初诊。

3 年前感冒后开始出现鼻痒、阵发性喷嚏，咽痒、咳嗽，自行服用感冒灵颗粒，诸症反加重，遂至当地医院就诊，给予中西医治疗后可好转，但此后清晨及遇到冷空气，鼻痒、喷嚏便会发作，流清涕，长期服用多种中西药，均未见明显改善，遂至门诊就诊。症见：鼻痒，阵发性喷嚏，晨起、受凉及经期前后尤甚，气短，怕冷，自汗，四末凉，疲倦乏力，平素时有耳鸣、小腹冷痛坠胀感、白带量多清稀、纳差，入睡难，二便调，舌淡，胖大，有齿痕，苔微黄腻，脉沉。

西医诊断：变应性鼻炎

中医诊断：鼻鼽

辨证：肺脾肾虚，风邪袭表，湿热蕴脾

治法：疏风通窍，补益肺肾，健脾化湿

处方：

| | | | |
|---|---|---|---|
| 麦芽 20 克 | 白术 20 克 | 防风 10 克 | 苍耳子 10 克 |
| 淫羊藿 15 克 | 菟丝子 15 克 | 布渣叶 10 克 | 太子参 10 克 |
| 陈皮 5 克 | 桑椹 20 克 | 升麻 10 克 | |

共 7 剂。

2006 年 4 月 1 日二诊：鼻痒、喷嚏、气短等症状好转，3 天前不慎受凉后再次出现鼻痒、喷嚏，仍怕冷、自汗、四末冷，晨起或受凉后耳鸣，小腹冷痛坠胀感较前改善，白带明显减少，纳可，入睡难，二便调，舌尖稍红，苔薄白，脉弦。上方去布渣叶、升麻、防风、太子参等；加党参 20 克健脾补肺，白芷15克、蜜麻黄5克加强祛风解表通窍之力，炒黄连3克清心火，大枣20克补中益气安神。共7剂。

2006年5月13日三诊：无明显鼻痒、喷嚏，怕冷改善，汗出减少，时有少量白带，现处经期前5天，偶有头胀、腰酸，纳眠可，二便调，舌淡红，苔薄白，脉弦细。上方去白芷、蜜麻黄、炒黄连等；加当归10克、黄芪15克益气养血，活血止痛。共7剂。

患者间断门诊复诊3月余，诸症皆消，鼻鼽鲜有复发。

按：脾胃健运，升则上输心肺，降则下归肝肾，才能维持“清阳出上窍，浊阴出下窍；清阳发腠理，浊阴走五脏；清阳实四肢，浊阴归六腑”的正常升降功能。患者平素时有耳鸣、小腹冷痛坠胀感、白带量多清稀、纳差，此为脾阳不足，运化乏力，升清无力所致；《脾胃论》中：“肺金受邪，由脾胃虚弱不能生肺，乃所生受病也。”母病及子，肺气虚寒，感受风寒邪气后，失治误治，邪不能散于外，留存肺中，进一步加重肺损，故鼻痒、喷嚏、气短反复发作难愈；肺卫不固，则怕冷，自汗；久病及肾，《素问·宣明五气》载：“五气所病……肾为欠为嚏”。患者鼻鼽病位在肺脾肾。又因脾胃不足，食物易积滞化热，故可见纳差、苔微黄腻湿热滞中之象。肾气本分阴阳，久病阴阳俱损，虚阳上扰，故见眠差。病机为肺脾肾三脏虚损，风邪袭肺，湿热蕴脾。治疗当标本兼治。初诊风寒之象明显，故在健脾补肺固肾之时，加防风、苍耳子祛在表之邪；二诊时再次受寒，故加白芷、蜜麻黄、大枣解表和中，入睡难、舌尖红，为心火之象，恐心火克金，故加炒黄连稍清心火，布渣叶清热消滞效佳，但其性偏凉，患者素体脾阳不足，不宜久用，点到即止，故去掉；三诊诸症皆缓，且处经前期，当以温通为主，防外邪再袭。

**【案四】** 张某，女性，48岁，2009年11月1日初诊。

反复鼻塞、鼻痒、喷嚏、流清涕20余年，遇冷空气诱发或加重，春冬季节发作尤其频繁，求治于多家中西医院，长期使用抗过敏药、激素、中成药及中药，均未见明显改善。1周前受风后再发喷嚏、流涕，于当地医院治疗，服用中药未见明显改善，现患者为求进一步中医治疗，遂至门诊就诊。症见：鼻塞，鼻痒，喷嚏连连，流清涕，晨起尤甚，无发热恶寒，无咳嗽咳痰，无口苦咽干，平素怕冷，四肢欠温，汗多，疲倦乏力，纳差，睡眠尚可，二便调，舌淡红，苔薄白，脉沉细。

西医诊断：变应性鼻炎

中医诊断：鼻鼽

辨证：肺卫不固，脾气亏虚

治法：疏风通窍，健脾固卫

处方：

大枣30克　　黄芪15克　　防风10克　　炒白术30克
陈皮10克　　苍耳子10克　　淫羊藿10克
共14剂。

按：患者病程长达20余年，久病耗损正气，其病位主要在肺，首先损及肺气，脾为肺母，子病及母，致脾胃不足；《素问·痹论》说："卫者水谷之悍气也。其气慓疾滑利，不能入于脉也。故循皮肤之中，分肉之间，熏于肓膜，散于胸腹。"《景岳全书》载："然汗发于阴而出于阳，此其根本则由阴中之营气，而其启闭则由阳中之卫气。"《灵枢·本脏》谓："卫气者，所以温分肉，充皮肤，肥腠理，司开阖者也。"卫气由脾胃运化的水谷精微而来，脾胃亏虚，运化失司，则卫气亦不足，其调节腠理开阖作用及温煦功能失调，则汗液外泄、怕冷，易感受外邪而反复发作。故患者证属肺卫不固，脾气亏虚。《寿世保元》讲到："虚损白浊。鼽出清涕如泉涌者。补中益气汤。"治疗当以疏风通窍，健脾固卫为法，尤应重视健脾益气。选用防风、苍耳子疏风通窍，大枣、黄芪、炒白术、陈皮健脾益气、固护卫表，淫羊藿温补肾阳、祛在表之风。

# 第三章 喉痹

# 第一节　喉痹概述

喉痹是指由于各种内外邪毒结于咽喉致经脉痹阻，气血不通继而出现咽喉红肿，疼痛，咽部异物感，自觉吞咽不利，如物梗阻为主要症状的咽喉疾病。喉痹一词首见于帛书《五十二病方》，《黄帝内经》所称喉痹实为多种疾病的总称，包括了喉痹、喉风、乳蛾、喉喑、白喉及部分口腔疾患。后世医家对喉痹的分类也渐趋详细，认为喉痹专指咽部红肿或微红，咽痒不适等咽部的实证或虚证的病变，与现代医学的“急、慢性咽炎”相类似。

《黄帝内经》认为喉痹与五脏六腑有着密切的联系，其中脾、肾、肺、肝在喉痹的发病过程中起着尤为重要的作用。脾主运化水谷津液以营养全身，其脉上行喉咙布于舌下，若脾胃失常则不能输布津液滋养咽喉。《素问·阴阳类论》云：“一阴一阳代绝，此阴气至心，上下无常，出入不知，咽喉干燥，病在脾土。”肾为先天之本，肾阴具有濡养和滋润作用，其经脉上行喉咙，挟舌本，若肾阴受损，则咽喉失于濡养，甚则虚火亢盛，上炎而灼于喉咙。《灵枢·经脉》曰：“肾足少阴之脉……是主肾所生病者，口热舌干，咽肿上气，嗌干及痛。”肺喜清润而恶燥，燥性干涩，易损伤肺津，循经上扰而熏灼咽喉。《素问·六元正纪大论》言：“金郁发之……燥气以行……嗌干面尘色恶。”肝主升发疏泄，循喉咙之上，若肝失条达，气机阻滞，则肝气上逆而郁阻于咽喉。

《杂病源流犀烛·卷二十四》云：“喉痹。痹者，闭也，必肿甚，咽喉闭塞。”由脏腑亏虚、耗伤津液、虚火上炎而致的喉痹，为虚火喉痹。甄氏认为，临床上此类喉痹常见，多因少阴亏虚，水不制火，虚火上炎熏灼咽喉而成。而岭南地区人多喜饮凉茶、清热利湿类汤品等，常过多服用苦寒清热解毒之品，久之则致机体虚寒、脏腑亏损，尤致肺肾阴虚，津液耗伤，最终导致虚火上炎熏蒸喉咙。

治疗方面，众多医家各抒己见。朱丹溪治疗喉痹采用“攻补兼施”法，对于实证善于祛风、除湿、清热、化痰、解毒，对于虚证善于养阴清热、补血降火等。刘河间主张“寒热并用”“寒胜热，燥胜寒，治以咸寒，火淫所胜，平以咸冷，故相火之下，水气承之”。不但使用寒凉攻下之剂，还同时佐用辛甘之品。张从正则以“攻下”为主，除了发汗、涌吐、泻下之外，还善用行气消滞、开郁化痰、活血化瘀、利水软坚之法。总之，喉痹的辨证论治，定要分清虚实痰瘀之因，灵活运用治火之法。实火宜泻，可用苦寒清热；虚火宜补宜清，阴虚火旺则应滋阴降火；相火浮游于上当引火归元；虚实夹杂者，务必注意祛邪之时兼以固本。

甄氏还认为，根据岭南的地域特点，治疗喉痹尤应重视健脾养阴以治本，喜用熟地、山药、麦冬等药物。另外，在急性发作时应及时适当使用射干、木蝴蝶、土牛膝等清热解毒之品。

## 第二节 喉 痹 案

**【案一】** 程某，女，37岁，1995年12月2日初诊。

2年前开始出现咽喉干燥不适，伴有灼热感，起初未予重视，自服含片后症状稍有缓解，但近半年发作频繁，咽喉有异物感，入睡难，夜梦多等不适，遂于门诊就诊。症见：咽部干燥不适，偶有灼热感，咽喉有异物感，咳嗽，有痰，质黏，不易咯出，口干，梦多，眠差，胃纳一般，小便调，大便偏干，舌红，苔微黄，脉细。

西医诊断：慢性咽炎

中医诊断：喉痹

辨证：肾阴亏虚，虚火上炎

治法：滋阴补肾，降火利咽

处方：

| | | | |
|---|---|---|---|
| 玄参10克 | 生地黄15克 | 白术20克 | 牛膝30克 |
| 牡蛎30克 | 盐山萸肉20克 | 炒麦芽30克 | 海蛤壳20克 |
| 首乌藤30克 | 女贞子20克 | 炒黄连3克 | 关黄柏10克 |

共14剂。嘱患者久煎1.5小时。

1995年12月16日二诊：咽喉灼热感明显减轻，睡眠也有明显改善，但咽喉仍有异物感，咽干，纳眠尚可，二便调，舌红，苔薄白，脉沉细。在上方去炒黄连、生地黄等；加旱莲草10克、续断15克、黄精10克加大滋肾阴之力。共7剂。

1995年12月23日三诊：时有咽喉不适感，咽喉灼热感基本消失，喉中异物感明显减轻，纳眠尚可，二便调，舌淡红，苔薄白，脉沉细。上方去玄参、关黄柏。续服5剂后诸症悉平。

按：咽喉为经络气血交会集中之处，十二经脉中除手厥阴心包经和足太阳膀胱经外，余经均直接循行咽喉或从咽喉旁经过。但与手太阴肺经、足少阴肾经联系最为密切。如《灵枢·经脉》曰："肾足少阴之脉……其直者，从肾上贯肝膈，入肺中，循喉咙，挟舌本。”足少阴肾经的经脉气血运行及盛衰都会影响咽喉的正常生理功能。若喉痹初期治疗不当或不及时，病情反复发作，久之累及先天之本肾经气血阴阳失衡而致。肾中精液不能上滋肺阴，亦不能上荣咽喉，肾阴虚水不涵木，或心肾不交，亦会导致肝阳上亢、心火独亢，熏灼咽喉而发病。如《喉科心法》言“肾中真阴亏损故也”，又如《景岳全书》谓：“阴虚喉痹……但察其过于酒色，或素禀阴气不足，多倦少力者，是皆肾阴亏损，水不制火而然。”此患者肾脏阴津亏虚，则致咽喉失于濡养，出现咽喉干燥不适，喉中有异物感等；阴虚则火旺，虚火上灼咽喉，故有灼热感；眠差、多梦也因肾水不足，不能上济于心，心肾不交所致；舌红，苔微黄，脉细均为阴虚火旺之象。因此，治疗上，滋养肾阴首当其冲，予以玄参、生地甘寒养阴，凉润滋肾，能启肾水而润咽喉，盐山萸肉、女贞子填补肾阴，海蛤壳入心、肾经，化痰饮，牡蛎、首乌藤，潜阳补阴、养血安神，虚火旺盛，当以牛膝引火下行，同时加入炒黄连清心火、关黄柏降相火，考虑到方中益阴生津药物多偏于甘寒，清热解毒降火药物多于苦寒，易碍滞脾胃气机，使津液无法上承，加白术、炒麦芽调畅脾胃气机，同时健脾护胃。甄氏认为阴虚喉痹，肾阴亏虚乃为根本，但临证切不可操之过急，骤用、多用滋阴寒凉之品，损伤脾胃，应时时注意固护脾胃。

**【案二】** 李某，女，31岁，1992年1月3日初诊。

6个月前开始出现咽喉异物感不适，咽部红肿，口舌干燥，时伴有气短，自诉平日脾气较为急躁，夜眠极差，经期前后尤为明显，曾就诊于多家医院治疗，但上述症状仍未缓解，近来还出现右侧偏头痛，遂于门诊就诊。症见：咽喉不适，自觉喉中有异物感，口干，平素易烦躁，眠差，纳欠佳，二便尚可，舌淡黯，边有齿痕，苔薄白，脉弦。

西医诊断：慢性咽炎

中医诊断：喉痹

辨证：阴虚血亏，气机郁滞

治法：补肾健脾，疏肝解郁

处方：

金樱子20克　女贞子15克　白术20克　龙骨30克
牡蛎30克　麦芽20克　首乌藤30克　白芍20克
浮小麦30克　茯苓20克　柴胡15克　酸枣仁20克
天麻15克

共7剂。嘱患者久煎1.5小时。

1992年1月10日二诊：咽喉异物感有所缓解，睡眠明显改善，情绪也舒畅许多，但近日时有胸胁部胀痛不适，舌黯红，苔白，脉弦细。上方去龙骨、牡蛎、天麻等；加郁金15克、合欢花20克。行气化瘀、养心安神解郁。共5剂。

1992年1月17日三诊：诸症均有明显改善，时有咽喉不适，纳眠尚可，舌淡红，苔薄白，脉弦细。上方中加入盐山萸肉20克、枸杞子20克续以滋养肝肾之阴，当归15克既能养血补血，又能柔肝活血。共7剂。

按：对于现代职业女性而言，喉痹的发生或加重，多与情志相关，并随着月经周期而不断变化。经水者阴血也，冲任主之，藏之于肝，应时而下。肝主疏泄，喜条达而恶抑郁，经期肝木不能条达，则肝体失于柔和，肝失疏泄，加之营血亏耗，肝无所藏，厥阴疏泄失常，气失和降，易引起咽喉不适，喉中有异物感。如《素问·诊要经终论》言："厥阴终者，中热嗌干。"精血同源，由于肾藏精，肝藏血，肝血须依赖于肾精的滋养；只有肾精充足，肝脏藏血和疏泄功能才能发挥正常；反之，若肾精亏损，将导致肝血不足，疏泄功能失常。肾属水，肝属木，肝木时刻离不开肾水的滋润；只有肾水充盈，肝木才能茂盛。阴伤血燥，五脏皆失于濡养。肾阴匮乏于下，不能上济于心，心火独亢于上，而出现眠差，难以入睡；肝气横逆犯胃，胃失和降而出现胃纳差；舌淡黯，边有齿痕，苔薄白，脉弦均为阴血亏虚、气机郁滞之象。治疗当以补肾、调肝健脾为原则，扶正与祛邪兼顾。初诊时用以金樱子、女贞子滋补肾阴，柴胡疏肝解郁，白芍养血敛阴，柔肝缓急，白术、麦芽、茯苓健脾益气，龙骨、牡蛎重镇潜阳安神，浮小麦、酸枣仁养肝补肝、宁心安神。患者平素情志不舒，肝气郁结于胸胁，故二诊加大行气解郁之力。三诊续养肝肾，防病旋复。

**【案三】** 黎某，女，30岁，2002年11月29日初诊。

2个月前出现咽喉异物感，吞咽不适，似有物堵塞喉咙，咯之不出，咽之不下，当时未予重视，听闻朋友建议自行服用清咽利喉的含片，但未见缓解。2周前，患者发现咽喉不适感愈加明显，恰逢单位体检，行鼻咽部CT检查未见明显异常，咽部检查显示咽部黏膜慢性充血，咽后壁可见淋巴滤泡增生，诊断为慢性咽炎。3天前患者参加聚会，食大量辛辣之品后，咽部疼痛难忍，烧灼感，遂来门诊就诊。症见：咽喉异物感，偶觉咽部干疼、灼热，时有清嗓动作，无发热恶寒，无鼻塞流涕，夜眠欠佳，入睡困难，且半夜易醒，稍感烦躁，胃纳一般，二便尚可，舌偏红，苔薄，脉沉细。

西医诊断：慢性咽炎

中医诊断：喉痹

辨证：肺肾阴虚，虚火上炎

治法：滋养肺肾，潜降虚火

处方：

| | | | |
|---|---|---|---|
| 女贞子 15 克 | 白芍 15 克 | 牛膝 15 克 | 海蛤壳 15 克 |
| 炒麦芽 20 克 | 黄精 15 克 | 麦冬 15 克 | 太子参 10 克 |
| 牡丹皮 10 克 | 泽泻 10 克 | 黄连 3 克 | |

共 7 剂。

2002 年 12 月 13 日二诊：咽部异物感有所缓解，自行在简易门诊又开 5 剂原方，继续服用。服药后第 5 天随访，咽部异物感已基本消失，少许口干，睡眠欠佳。故上方去泽泻、牡丹皮、海蛤壳等；加煅龙骨 30 克、煅牡蛎 30 克重镇潜阳，酸枣仁 10 克养肝宁心安神。共 7 剂。服药后再次进行随访，至今已有半年余，咽痛未再次发作。

按：《素问·阴阳别论篇》云："一阴一阳结，谓之喉痹"。该患者平素喜食辛辣香燥之品，久则燥邪内生，燥邪易伤肺阴，肺阴受损，则致津液不足，虚火上炎，循经上扰，熏灼咽喉，使其失去清润肃降之机，咽喉失于津液滋养而发为喉痹，表现为咽部异物感，咽部干疼、灼热等症状；肺与肾为金水相生的母子关系，肺阴虚失于治疗，常母病及子，累于肾阴，则出现肺肾两虚；肾阴不足，不能上交于心，虚火旺盛，火性上炎，虚热扰神，故见夜眠差、心烦等症；舌偏红，苔薄，脉沉细均为肺肾阴虚、虚火上炎之象。治疗以滋养肺肾、潜降虚火为主。如陈远公曰："咽喉干燥，人以为肺经之燥热也，孰知肾水涸竭乎？夫肺金生肾水也，肺气清肃自下生水，惟肺气虚则肺液只可自养，无如肾水大耗，故欲救肺之干燥，必先救肾之涸也。"予以女贞子、黄精滋补肾阴，麦冬、太子参养阴润肺，又因虚火旺盛，当以牛膝引火下行，同时加入海蛤壳清肺热，黄连清心火，牡丹皮降肝火，泽泻清泄肾火，白芍养阴柔肝等。考虑本方众多滋阴之品偏于甘寒，清热降火之物多于苦寒，加炒麦芽调脾护胃，托补中焦脾胃。二诊时患者咽部症状改善明显，虚火也已渐弱，则去泽泻、牡丹皮及海蛤壳等，考虑到患者阴虚心火独亢而出现眠差，故加入煅龙骨益阴之中能潜上越之浮阳，煅牡蛎益阴之中摄下陷之沉阳，酸枣仁养心安神，阳升得平，阳入于阴，可共奏滋阴安神之功。

**【案四】** 李某，女，50 岁，2005 年 10 月 18 日初诊。

1 年前开始出现咽喉干燥不适，自觉异物梗阻感，时感有痰黏着咽部，频繁清嗓，辗转多家医院治疗，平日非常注重饮食调护，忌食煎炸辛辣油腻之品，但并未见缓解。自行间断服用咽炎片、喉特灵含片等药物，症状偶有短暂好转，但旋即复发。期间曾至市某医院耳鼻喉科就诊，检查可见咽后壁轻度弥漫性充血，淋巴滤泡增生，诊断为慢性咽炎，给予金嗓清音丸、西瓜霜润喉片等药物服用一段时间后，症状也未见明显改善。近 1 个月以来咽干愈渐严重，遂来门诊寻求进一步治疗。症见：咽喉干燥不适，异物感，不欲饮水，喉间痰液黏着感，无咳嗽，无鼻塞流涕，伴有小腹坠胀感，时有胃脘部不适，周身疲倦乏力，怕冷，汗出较多，胃纳欠佳，小便频数，大便尚可，舌淡，苔白，脉沉细。

西医诊断：慢性咽炎

中医诊断：喉痹

辨证：脾肾阳虚，咽失温煦

治法：健脾益肾，温阳利咽

处方：

浮小麦 30 克　细辛 3 克　炒麦芽 20 克　砂仁 10 克（后下）
桑寄生 15 克　淫羊藿 15 克　黄芪 30 克　党参 30 克
炒白术 20 克

共 7 剂。

2005 年 10 月 25 日二诊：患者自诉服药后，咽喉干燥、伴有异物感稍有减轻，仍有胃脘部胀满不适感、怕冷，食寒凉饮食后易腹泻，舌淡红，苔薄白，脉沉。上方加熟附子 15 克温阳散寒，其味辛气温，火性迅发，无所不到，回阳气，散阴寒，逐冷痰，香附 15 克行气止痛，其气平而不寒，香而能窜，其味多辛能散，微苦能降，微甘能和，开郁散气。共 7 剂。

2005 年 11 月 3 日三诊：患者诸症改善，但近日睡眠欠佳，难以入睡，且易醒。于上方中加入酸枣仁、首乌藤各 15 克养心安神。共 7 剂。

按：喉痹初起多为表证，而后外邪未解，壅盛传里，多为实证，病久则虚实夹杂，临证多以从火论治，甚古有“咽喉诸病皆属于火”之说。但甄氏认为喉痹日久不愈，多与后天脾土相关，在数十年的临床实践中发现脾肾阳虚者为多见。正如《素问·阴阳类论》云：“咽喉干燥，病在脾土。”脾胃乃后天之本，主运化而为气血生化之源；咽喉为肺胃之关，赖肺气的卫护宣化、脾气之升清降浊而功能健旺。脾气的运化功能正常与否，影响着津液的盛衰。脾气强健，方可化源充足，津液上承而濡润咽喉；若脾土虚弱，运化时失常，生化乏源，津液匮乏，则咽喉失其濡养而为病。该患者脾气素虚，加之服用清热滋阴之品、寒凉食物等复伤脾胃，致使虚寒内生，引起脾阳不足、中阳不振，故出现怕冷、不欲饮水、小腹坠胀不适等症；久之累及肾阳，失于固摄则见小便频数；舌淡，苔白，脉沉细均为脾肾阳虚，咽失温煦之象。治疗当以健脾益肾，温阳利咽为主。予以砂仁温脾祛寒，黄芪既能温补脾阳，又能升举阳气，炒白术、炒麦芽等健脾益气，桑寄生、淫羊藿补肝肾、温肾阳，细辛能直入少阴以温散经络寒邪，浮小麦防诸药温燥。脾气得健，肾气得充，肺金方可得养，清阳上升，津液上承，咽喉诸证当以缓解。二诊时考虑患者中下焦沉寒较盛，予以熟附子加大温阳散寒力度。因此，喉痹一证，切不可忽视辨证而概以滋阴，药用寒凉，滋腻碍胃，故在辨证论治时，尤要溯本求源。

**【案五】**雷某，女，31岁，2004年4月3初诊。

3年前开始自觉咽部有异物感，伴有咽痒、咽干，无明显咽痛，经常有清嗓动作，每讲一堂课下来便会觉得咽部尤为不适，平素除常备润喉片外，还用罗汉果、胖大海等泡水饮用以缓解咽部症状，但时好时坏。2周前患者因连续讲课致使咽部不适感再次加重，咽痒，咽干，还伴有频发的咳嗽，咯少量色白质稠痰，渴欲饮水，言多后诸症加重，无发热，无鼻塞流涕等，至市某医院就诊。查体：咽部充血，黏膜干燥、萎缩，咽后壁滤泡增生；双肺呼吸音清，未闻及干湿啰音，诊断为慢性咽炎，给予抗生素、止咳化痰药物等疗效欠佳，遂于门诊寻求治疗。症见：咽部异物感，咽痒咽干，声音嘶哑，少许咽痛，频发咳嗽，咳痰，量不多，色白质黏稠，无发热恶寒，无鼻塞流涕，胃纳一般，眠尚可，二便调，舌红，苔薄黄，脉沉细。

西医诊断：慢性咽炎

中医诊断：喉痹

辨证：肺肾阴虚，肺失宣降

治法：养阴润燥，利咽止咳

处方：

苦杏仁10克　桔梗10克　土牛膝20克　玄参15克
细辛3克　地龙10克　盐山萸肉20克　蜜枇杷叶15克
蜜百部15克　玉竹15克　炒麦芽20克

共7剂。

2004年4月11日二诊：咽部异物感逐渐缓解，咳嗽也日渐减轻，仍觉咽干，口渴欲饮，嘴唇干燥，易脱皮，纳眠尚可，大便干，2~3日/行，小便调。舌红，苔薄白，脉沉。上方去玄参、细辛等；加麦冬、生地黄各15克加大养阴润肺生津力度。共7剂。后门诊随访，患者诸症悉平。

按：喉痹因感邪后迁延不愈而引发喉源性咳嗽。喉痹，最早见于帛书《五十二病方》，之后《内经》认为喉痹的病因病机为阴阳气血郁结，瘀滞痹阻所致。《杂病源流犀烛·卷二十四》云："喉痹。痹者，闭也，必肿甚，咽喉闭塞。"此患者因平素用嗓过度，耗伤气阴，则致津液不足，虚火上炎，循经上扰，熏灼咽喉，使其失去清润肃降之机，咽喉失于津液滋养而发为喉痹，表现为咽部异物感，咽干、渴欲饮水等症状。而咽喉为肺之门户，气息出入之门，亦是保护肺的屏障、防御外邪的藩篱。咽喉失于濡养，干生燥，燥生风，风火郁结于肺的门户，肺气不能宣降，风火相煽，风盛则痒，痒则作咳；炼液为痰，则可见咳痰质黏不爽；舌红，苔薄黄，脉沉细均为肺肾阴虚之象。肺之气阴受损日久则累及于肾，则出现肺肾两虚。因此，该患者追本溯源，治疗当以养阴润燥，方可利咽止咳。予以苦杏仁、桔梗降气消痰利咽，蜜枇杷叶、蜜百部润肺化痰止咳，玄参、土牛膝清热降火、解毒利咽，地龙祛风止痒，盐山萸肉滋补肾阴，玉竹滋养肺阴。二诊时考虑患者阴虚尤甚，加用麦冬、生地以增强滋肺肾之阴。

**【案六】** 郭某，女，41岁，2001年10月22日初诊。

2年前开始自觉咽部不适，总有吞咽动作，还伴有咽痒、咽干，咽喉一发痒便会刺激咳嗽，干咳为主，咳声洪亮，无明显咽痛、口苦等不适，当时未予重视，未进行药物干预。半年前患者一次感冒之后感觉咽部症状日渐严重，频觉咽痒，咽痒即咳，遂至市某医院就诊，查体：咽喉轻度充血，黏膜干燥、萎缩，咽后壁滤泡增生，胸片提示：心肺未见异常，诊断为慢性咽炎，给予抗生素、止咳化痰药物等治疗后咳嗽尚可控制。但此后病情时有反复，半月或1~2个月不等，每次患者自服抗生素以求快速缓解症状。1周前患者再次复发，自行服用润喉片、清热利咽化痰类中成药后症状改善不明显，遂于今日至门诊寻求治疗。症见：咽痒，咽干，咳嗽，以干咳为主，气紧，时有呼吸不畅感，少许咽痛，口干，饮水不解，胃纳一般，二便调。舌红，苔黄白相兼，脉浮紧。

西医诊断：慢性咽炎

中医诊断：喉痹

辨证：风热袭肺，肺失宣降

治法：疏散风邪，利咽止咳

处方：

| | | | |
|---|---|---|---|
| 防风10克 | 桑叶10克 | 麦冬15克 | 紫苏叶15克 |
| 苦杏仁15克 | 桔梗10克 | 玄参10克 | 土牛膝20克 |
| 大枣20克 | 桂枝10克 | | |

共5剂。

2001年10月28日二诊：咳嗽较前减轻，咽痒不适感也有所缓解，咽痛症状已消失，纳眠一般，小便调，大便偏烂，舌淡红，苔薄白，脉浮。考虑其外感风邪之征已渐平息，可逐步添加固表之品，遂于上方中去桑叶、紫苏叶等；加黄芪20克益气固表，炒麦芽20克健脾胃和。共7剂。后门诊随访，患者诸症悉平，未见复发。

按：此患者因咽痒而咳，痰少，咳则连续不断，欲罢不能，咳后仍感咽干、咽痒不适，饮水或进食后咳嗽症状稍有缓解，此类咳嗽，多因津液不足，咽部失养、津不润喉所致。患者卫表不固，易感受风寒之邪，起初未予以重视，致使疾病迁延，后又过用寒凉、止涩之剂，则余邪未清，伏留于肺，致肺气失于宣肃。咽喉为肺胃之门户，肺失宣肃，咽喉不利，故见咽痒、气逆而咳。此类咳嗽时发时止、症状反复、迁延难愈，正如风邪“风善行而数变、其性轻扬”“风盛则挛急”的特点。遂治疗当以“祛风”为主线。予以防风、紫苏叶祛风解表；而桂枝一药，辛温发散，入肺、心、膀胱经，温里散寒通达经络，泻营郁而发皮毛，故亦善治风邪。考虑患者渐有入里化热之趋，予桑叶清肺热、润肺燥，土牛膝清热利咽，苦杏仁、桔梗配伍合用以宣肺、止咳、利咽，麦冬、玄参清热养阴润燥。此患者平素体质欠佳、易感，故标证之后当以固本，遂于二诊中加入黄芪、炒麦芽补气固表、调脾和胃。

**【案七】** 易某，男，79 岁，2006 年 4 月 19 初诊。

5 年前便有咽部不适症状，平素爱吃辛辣之品，习惯性清嗓，起初未予重视。半年前患者因感冒出现咳嗽，伴有明显的咽痒咽痛，自行服用感冒药后症状缓解不明显，遂至医院就诊。查体发现咽部黏膜呈暗红色，黏膜干燥少津，诊断为慢性咽炎，给予服用清咽利喉颗粒、利咽丸等药物治疗后咽部症状可改善。1 周前患者不慎吹风后咽部不适症状更加明显，伴有咳嗽，自服止咳药物后疗效欠佳，遂于今日门诊就诊。症见：咽部干燥不适，有异物感，声音嘶哑，伴有咳嗽，咳痰色黄，质稍稠，时觉口干口苦，口气重，平素喜食肥甘辛辣，嗜烟酒，眠差，难以入睡，夜梦多，胃纳欠佳，二便尚可，舌淡黯胖，苔黄厚，脉细。

西医诊断：慢性咽炎

中医诊断：喉痹

辨证：脾虚食滞，肺肾两虚

治法：健脾消食，补肺益肾

处方：

| | | | |
|---|---|---|---|
| 苦杏仁 10 克 | 麦芽 20 克 | 桔梗 10 克 | 细辛 3 克 |
| 鸡内金 20 克 | 布渣叶 10 克 | 炒六神曲 15 克 | 黄精 15 克 |
| 桑寄生 15 克 | 龙骨 30 克 | 牡蛎 30 克 | 茯神 20 克 |
| 苍耳子 10 克 | | | |

共 7 剂。嘱患者久煎 1.5 小时

2006 年 4 月 26 日二诊：咳嗽较前减轻，咽痒不适感也有所缓解，偶有咳嗽，口气重明显缓解，但仍难以入睡，且近日小便有淋沥不尽之感，胃纳尚可，大便调，舌尖红，苔黄微腻，脉濡。上方去苦杏仁、桔梗、细辛、苍耳子等；加金樱子、菟丝子各 15 克温肾固精，牛膝 15 克补肝肾、引火下行，炒黄连 3 克清泄心火。共 7 剂。

按：喉痹初起多为表证，而后外邪未解，壅盛传里，多为实证，病久则虚实夹杂。喉痹初期多由气候骤变，起居不慎，肺卫失固，易为风邪所中。平素喜食肥甘辛辣，嗜食烟酒之类，肺胃蕴热，复感外邪，内外邪热搏结，蒸灼咽喉而为病。脾胃乃后天之本，脾与胃经脉相通，其脉上行喉咙布与舌下，与咽喉关系密切。《素问·阴阳类论》云："一阴一阳代绝，此阴气至心，上下无常，出入不知，咽喉干燥，病在脾上。"脾主运化水谷津液以营养全身，若脾胃失常则不能输布津液滋养咽喉，咽喉失养，而病喉痹。此患者平素肥甘厚味及辛辣之品，嗜烟酒，诸多不良生活习惯，久之损伤脾胃，脾胃之升清降浊功能受损，运化水湿失职，聚湿生痰，痰湿内停，郁久化热，循经上灼咽喉，津液损耗，痰热互结于咽喉，则引起咽喉不适；脾胃失于健运，食滞不化，积而化火，则可加重咽喉不适，并出现口气重。脾胃虚弱，土不生金，肺金失养，则机体抵抗外邪之力减弱，不慎受凉后外邪袭肺可致肺失宣降而表现为咳嗽，另烟酒长期刺激，耗伤阴分，肺阴受损，久必及肾。肾为先天之本，阴阳之根，藏精之脏，因此肾的藏精纳气功能正常，则咽喉得精气濡养而呼吸通畅。患者为老年男性，肾阳逐渐亏虚，不能温运，易使寒邪凝闭，继而加重喉痹的发生。初诊时治疗当以健脾消食利咽、补肺益肾为主，予以麦芽、炒六神曲、鸡内金、布渣叶健脾、消食滞，苦杏仁、桔梗宣降肺气以止咳，细辛、苍耳子疏风散寒，桑寄生、黄精补益肾气，龙骨、牡蛎、茯神，重镇潜阳，宁心安神；二诊时患者自诉有小便淋沥不尽之感，考虑为肾阳不足，固摄无力，加入金樱子、菟丝子以补益肾阳之气，另患者夹有虚火上浮，心火偏燥，加用牛膝、炒黄连清降心火。

**【案八】** 何某，男，41 岁，2000 年 11 月 10 日初诊。

3 年前开始出现咽部异物感，哽噎不利，总觉咽部有痰液黏附，频繁做吞咽动作。1 年前曾至当地中医院就诊，诊断为喉痹，辨证为邪热上壅咽喉，给予金银花、连翘、岗梅根等清热解毒利咽之品，疗效仍欠佳。今年 8 月咽喉不适加重，遂于耳鼻喉科就诊，行鼻咽镜提示为慢性咽炎，给予药物治疗（具体不详）后，症状未见明显缓解。经朋友介绍于今日至门诊就诊，症见：咽喉不适，喉中有痰，质黏，不易咯出，少许咽痛，无口干等不适，平素怕冷，易口腔溃疡，纳眠一般，小便调，大便烂，舌淡红，苔白腻，脉弦。

西医诊断：慢性咽炎

中医诊断：喉痹

辨证：脾肾阳虚，痰浊内阻

治法：健脾温肾，化痰利咽

处方：

炙甘草 10 克　砂仁 10 克（后下）　炒麦芽 30 克　茯苓 20 克

山药 20 克　　菟丝子 15 克　　补骨脂 10 克　金樱子 15 克
海蛤壳 15 克　苦杏仁 10 克　　桔梗 10 克
共 14 剂。

2000 年 11 月 25 日二诊：咽部异物感明显缓解，痰稀，易咯出，胃纳一般，大便也逐渐成形，舌淡红，苔薄白，脉弦细。上方去炙甘草、海蛤壳、苦杏仁等；加白术 15 克健脾气，淫羊藿 15 克加大温肾之阳。共 14 剂。后门诊随访，诸症悉平，病情平稳。

按：喉痹一病，病位在咽喉，而咽喉居五脏之上，乃水谷之通道，呼吸之门户，是诸经交会之处，故五脏病皆会影响到咽喉。肾阳为人身真阳，肾阳虚则不能蒸化津液上润咽喉，出现咽干、咽中有痰梗阻之症。此患者平素怕冷，自诉颈部常感畏寒，喜扣紧领口或加围巾保暖，考虑其素体阳虚。咽喉为少阴经所循，阳虚可致气虚清阳不升，水湿不化，痰浊内生，导致咽喉失于温煦，引起咽喉异物感。另外，患者病程较长，反复发作，以往过服寒凉之剂，损伤机体脾阳，脾阳虚弱，运化无权，水谷不化，清浊不分，故见大便烂，舌淡红，苔白腻，脉弦均为脾肾阳虚，痰浊内阻之象。久病可损及肾阳，阳虚之甚，虚阳不守其舍，浮游于上，阳浮之火上炽咽喉亦可发病。治疗当以健脾温肾，化痰利咽。予以炙甘草阴阳并调、解毒利咽，砂仁辛温，能宣中攻一切阴邪，又能纳气归肾，砂仁之辛合甘草之甘，辛甘能化阳，阴阳合化，菟丝子、补骨脂、金樱子温补肾阳、涩精气，茯苓、山药、炒麦芽补脾养胃，其中山药还可补肾阴、滋化源，于阴中求阳。如张景岳所云："善补阳者，必于阴中求阳，则阳得阴助，而生化无穷。"海蛤壳消痰止咳，桔梗既能开宣肺气，又能载药上行直达病所以利咽喉；二诊时考虑患者诸证好转，辨证得当，加用健脾温肾之品，继续扶助机体阳气。

# 第四章　肺热病

# 第一节 肺热病概述

现代许多医家认为肺部感染性疾病，可归属于“肺热病”“肺炎喘嗽”，认为其发病与外感风热邪毒有关。肺部感染性疾病是指因细菌、病毒或其他病原体感染引起的肺系炎症，包括急性气管－支气管炎、肺炎、肺脓肿等，是呼吸系统的常见病和多发病。甄氏据其多年临床经验，认为根据其发病原因当分属于“温病”或“伤寒”范畴，其发病有寒热两端，而不应简单将其命名为“肺热病”。

本病的发生，责其两个方面：一为正气不足，一为风寒、风热、风湿之邪袭肺。肺主一身之气，为人身之藩篱，主司卫外功能。外感之邪多从卫表而入，病变以肺为中心。《黄帝内经》有云：“正气存内，邪不可干”“邪之所凑，其气必虚”。先天禀赋不足、起居失调、饮食不节、烟酒过度、疲劳体倦、情志刺激、体弱多病等，都可造成机体正气不足，感受外邪，邪郁肺中而发病。根据机体体质特点、病邪致病力强弱、居住地气候特点、治疗用药寒热属性等因素，病邪性质可以发生改变。如若平素多进食辛辣食物或体质阴虚为主，则风寒或风湿易化热，出现发热、恶寒、咽痒、咽痛、口干、黄痰等寒热错杂之象；现代医学多使用抗生素，虽可改善肺部感染，但因抗生素多出现肺热，而卫表不固、脾胃虚寒之象郁遏三焦阳气，病人可兼见多汗、头晕、腹泻、食欲下降等不适。

故临证之时不可固守其发热之象，而一味使用清热解毒、清肺化痰之剂。甄氏强调，辨明寒热，方可处方用药。证属风寒者，应祛风散寒；证属风热者，当祛风清热；证属风湿者，宜祛风除湿。若邪气进一步入里，客于肺中，敛津成痰，证属痰湿，则应化痰祛湿；证属痰热，则应清肺化痰。若为经抗生素治疗者，则应尤其注意患者卫表之气是否充足、脾胃是否健运。热势缠绵者，当注意是否兼有湿邪，或食滞；高热难退者，多应遵从叶天士卫气营血辨证之法论治，且在透邪祛邪之时，时时勿忘固护津液。

# 第二节　肺热病案

【案一】 徐某，男，79岁，2002年11月24日初诊。

家属代诉：2年前因脑梗死致长期卧床，日常生活不能自理，排痰能力差，反复发生肺部感染，长期住院治疗。1月前因肺部感染出现高热，喉中痰鸣音明显，排痰不畅，遂再次于某三甲医院住院治疗，痰培养提示：鲍曼不动杆菌（泛耐药），给予抗感染、止咳化痰等处理后热退，但喉中痰鸣音不减。现患者及家属为求进一步中医诊疗，遂至门诊就诊。症见：低热，体温37.3~37.9℃，喉中痰鸣音，咳痰无力，可吸出大量白稀痰，汗出多，胃造瘘，大便秘结，开塞露下可排，舌脉未见。过敏史：头孢类药物过敏。

西医诊断：1. 肺部感染

2. 脑梗死后遗症期

中医诊断：肺热病

辨证：脾虚湿蕴，痰浊阻肺

治法：健脾祛湿，益气化痰

处方：

| | | | |
|---|---|---|---|
| 橘红10克 | 细辛3克 | 党参30克 | 法半夏10克 |
| 黄芪30克 | 炒麦芽20克 | 炒白术20克 | 金礞石30克 |
| 桑椹30克 | 荔枝核30克 | 炒六神曲15克 | |

共7剂。

2002年12月1日二诊：喉中痰鸣音较前好转，痰质清稀，咳痰无力，汗出多，胃造瘘，大便不畅，开塞露下可排，舌脉未见。上方去法半夏、金礞石、桑椹、荔枝核等；加补骨脂、巴戟天各15克温补肾阳，大枣20克、炙甘草15克补中益气，桂枝15克温阳化气。共7剂。

2002年12月8日三诊：有少许自主咳嗽，喉中痰鸣音明显减少，痰质清稀，咳痰无力，汗出减少，胃造瘘，大便可自行排出，舌脉未见。上方去橘红、细辛、炒白术、炒六神曲等；大枣加量至30克合桂枝加强温阳化气之功；加浙贝母30克化痰止咳，当归10克助黄芪、党参补血益气。共7剂。

2002年12月15日四诊：出现低热，体温37.2~37.5℃，咳嗽，咯少量白黏痰，痰色白，咳痰无力，气喘，咽喉痰鸣音，汗出多，胃造瘘，腹胀，大便不畅，开塞露下可排，舌脉未见。上方去党参、补骨脂、巴戟天、桂枝、大枣、炙甘草、当归，黄芪、浙贝母等；炒麦芽加量至30克加强固护中焦之功，加金荞麦、铁包金各20克、法半夏10克、厚朴15克理肺降气化痰，太子参、炒六神曲各20克、炒白术30克健脾益气，鹿衔草10克补肾止咳，桑叶10克、防风15克疏风清热。共7剂。

2002年12月22日五诊：热退，无明显气喘，咳嗽、咳痰减少，痰色白，咳痰无力，声音嘶哑，汗出多，腹胀好转，胃造瘘，大便不畅，开塞露下可排，舌脉未见。上方去炒六神曲、太子参、桑叶、防风、炒白术等；加党参、盐山萸肉各20克补气纳气，枳实15克理气通便。共7剂。

继续门诊定期复诊1月余，予健脾补肺、温阳益气、止咳化痰为法。

2003年1月26日六诊：2日前再次发热，体温最高为38℃，咳嗽，咳痰无力，痰为脓绿色，气喘，声音嘶哑，汗出多，腹胀，四肢浮肿，胃造瘘，大便不畅，开塞露下可排，舌脉未见。上方去党参、盐山萸肉、枳实、金荞麦、铁包金等；橘红减量至5克、黄芪减量至15克、法半夏加量至15克增强和胃化痰之力；加细辛3克、桂枝15克、炒薏苡仁30克、泽泻30克、茯苓皮30克、炒六神曲15克健脾温阳利水。共7剂。

2003年2月16日七诊：已无发热，诸症皆明显改善，胃造瘘，大便时可自行排出，舌脉未见。上方去橘红、茯苓皮、浙贝母、炒六神曲等；泽泻减量至15克防过利伤津；加炒白术20克、大枣30克健脾益气，猪苓20克利水渗湿，金樱子20克固护肾气。共14剂。

后仍定期门诊复诊，肺部感染次数明显减少，咳痰、汗出等症状亦明显改善。

按：老年肺炎病因病机较为复杂，很难将其与中医某一病名完全的对等起来。本案患者为长期卧床老年患者，本次发病突出症状为大量白稀痰，喉中痰鸣音明显，故将其与中医病名“肺炎喘嗽”对应最为相合。《素问·刺热论》记载：“肺热病者，先淅然厥，起毫毛，恶风寒，舌上黄身热。热争则喘咳，痛走胸膺背，不得太息，头痛不堪，汗出而寒。”肺为五脏六腑之华盖，主身之表，如感外邪，肺先受之，人至老年，或久病缠身，脏腑衰弱，阴阳失调，气血亏虚，致肺气虚弱，卫气不足，故病邪易于侵袭，若感受风热之邪，或风寒之邪入里化热，炼津为痰，热毒伤肺，肺络损伤，痰瘀互结，伤津耗正而成本病。且患者久居岭南湿地，脾虚湿蕴，气阴两虚，正虚邪恋而使疾病缠绵难愈。治疗时当扶正祛邪共举，重在扶助正气，兼以祛邪，并根据患者服药后的症状变化特点调整补益力度，使邪去正安。

**【案二】** 许某，男，41岁，2002年12月14日初诊。

2周前开始出现咳嗽，胸痛，偶有咳痰，无发热，无咽痛及鼻塞流涕等症状。12月8日于外院就诊，查胸部CT平扫提示："双肺下叶多发斑片影及团块影，考虑炎症可能性大，建议抗炎后复查"，予盐酸莫西沙星片0.4克，每日1次，抗感染治疗6天后，咳嗽、胸痛症状有所缓解，但仍时有咳嗽，咳甚胸痛，遂至门诊就诊。症见：咳嗽，咯白痰，量多，咳甚胸痛，少许胸闷，无气促，无发热恶寒，平素急躁易怒，纳眠可，二便调，舌淡红，苔白微腻，脉弦细。

西医诊断：社区获得性肺炎

中医诊断：肺热病

辨证：痰瘀阻肺

治法：化痰祛湿，理气活血

处方：

陈皮10克　法半夏15克　茯苓15克　白术15克

丹参15克　厚朴15克　甘草5克

共3剂。同时继续以莫西沙星片0.4克，每天1次，口服3天。

2002年12月20日二诊：咳嗽较前好转，已无胸痛，偶有咳嗽，咳痰难出，口干，胃纳差，眠可，腻苔较前转薄，舌淡红，苔薄白，脉弦细。上方去陈皮、法半夏、白术、丹参、厚朴等；加蜜枇杷叶、前胡、紫菀各15克止咳化痰，麦冬、北沙参、太子参、黄精各15克益气养阴，炒六神曲15克、炒麦芽20克、茯苓20克、山药20克固护脾胃。共4剂。

2002年12月28日三诊：咳嗽减少，咯少许白痰，胃纳较前好转，大便偏烂，眠可，舌淡红，苔薄白，脉弦。上方去麦冬、北沙参、黄精、山药等；加浙贝母20克化痰，薏苡仁20克、布渣叶10克健脾除湿。共4剂。

2003年1月5日四诊：无咳嗽，仍咯少许白痰，左侧胁肋部稍有隐痛，急躁易怒，纳眠可，二便调，舌淡红，苔少，脉弦细。复查胸部CT提示：1. 右肺下叶背段、右肺中叶外侧段局灶性炎症；2. 左下肺少许慢性炎症。上方去前胡、紫菀、浙贝母、蜜枇杷叶、炒六神曲、茯苓等；加白芍15克柔肝，牡丹皮10克平肝，首乌藤15克养血安神，百合、北沙参、麦冬、太子参各15克益气养阴健脾，枳壳10克理气宽中、行滞消胀。共5剂。

服用上方5剂后，便无白痰，左侧胁肋部隐痛消失，情绪改善。

按：患者为中年男性患者，此次因社区获得性肺炎而致咳嗽、咯大量白痰、胸痛来诊，中医辨证属痰湿蕴肺、气机不畅、瘀阻肺络。治疗痰湿为主的咳嗽常以二陈汤为主方加减，二陈汤出自《太平惠民和剂局方》，《医方考》曰："名曰二陈，以橘、半二物贵乎陈久耳。"此方据《金匮要略》小半夏汤、小半夏加茯苓汤等方而立，加甘草安胃，橘皮行气，为理脾胃，治痰湿之专剂。诸药合用，燥湿理气祛已生之痰，健脾渗湿杜生痰之源，共奏燥湿化痰，理气和中之功。患者已因痰成瘀，故在化痰除湿基础上，加厚朴、丹参理气活血，气行则血行，血行则痰核易去；经初诊化痰祛湿、理气活血治疗后，患者咳嗽明显好转。病之后期，渐出气阴不足的表现，故加以麦冬、沙参、百合、太子参、黄精等益气养阴之品。继续加大固护中土力度，以茯苓、山药、炒麦芽、炒六神曲、薏苡仁、布渣叶等健运中焦，中焦得健，痰湿易祛。四诊以胁肋部疼痛、急躁易怒为主要表现，为肝郁气滞稍有化火之象，亦为其体质之外象，治疗时以平肝柔肝等为主，使肝之疏泄条畅，气机通畅，痰湿血瘀不聚。故对于痰瘀之肺部病症，除应用化痰祛湿、理气血之品外，还应重视中焦之运化、肝脏之疏泄，合用益气健脾、疏肝解郁之品可助痰瘀之祛除。

【案三】张某，男，71岁，2012年6月16日初诊。

3天前开始发热，最高体温为39.5℃，伴有咳嗽、咳痰，就诊于急诊科，查胸片提示：右下肺感染。给予达菲、头孢等治疗后体温下降，但咳嗽剧烈，双侧腹股沟出现皮疹、瘙痒等不适，遂至门诊就诊。症见：暂无发热，咳嗽，咯少量黄痰，难咯，气紧感，口干咽干，双侧腹股沟出现皮疹、瘙痒，纳眠可，二便调，舌红，苔薄白而干，脉弦细。既往有淋巴瘤病史。过敏史：头孢类抗生素过敏。

西医诊断：1. 肺部感染

2. 药物性皮炎

中医诊断：肺热病

辨证：风燥伤肺，肺阴亏虚

治法：养阴润燥止咳，兼疏风清肺。

处方：

浙贝母20克　前胡15克　紫菀15克　麦冬20克

北沙参20克　百合20克　麦芽30克　有瓜石斛30克

蜜枇杷叶15克　苦杏仁10克　桔梗10克

共5剂。

随访患者诉服药3剂后，皮疹消失，咳嗽较前缓解，余如常。

2012年6月21日二诊：咳嗽较前缓解，有痰，但2天前开始出现左下肢肿胀，皮色正常，无溃烂，无发热，发病后曾于某医院行相关检查，已排除深静脉病变。症见：左下肢肿胀，疼痛不适，按之无凹陷，局部皮肤肤温尚可，无溃烂渗液，无腰痛，无麻木，纳眠一般，二便调，舌黯红，苔白腻，脉沉弦。

西医诊断：左下肢肿痛（查因）

中医诊断：痹证

辨证：风寒湿痹阻

治法：祛风除湿，活血化瘀，散寒止痛

处方：

| | | | |
|---|---|---|---|
| 防己15克 | 豨莶草15克 | 半枫荷15克 | 络石藤20克 |
| 威灵仙15克 | 秦艽15克 | 走马胎20克 | 制川乌15克 |
| 桃仁15克 | 红花10克 | 川加皮20克 | 路路通15克 |
| 三七片10克 | | | |

共7剂。嘱患者先服初诊方3日，再服本方。

2012年6月29日三诊：咳嗽、咯痰已止，左下肢肿胀明显消退，疼痛不适改善，纳眠一般，二便调，舌淡红，苔薄白，脉沉。上方去半枫荷、威灵仙、秦艽、制川乌等；加细辛3克散寒止痛，桂枝15克温通筋脉、散寒解肌，党参15克益气生津、健运中气，炒薏苡仁30克健脾渗湿、舒筋除痹。7剂而收效。

按：患者首诊为风燥伤肺所致的肺热病，其主要表现为咳嗽，《素问病机气宜保命集》："咳谓无痰而有声，肺气伤而不清也。嗽是无声而有痰，脾湿动而为痰也。咳嗽是有痰而有声，盖因伤于肺气而咳，动于脾湿因咳而为嗽也。"《景岳全书·咳嗽》："然外感之邪多有余，若实中有虚，则宜兼补以散之。内伤之病多不足，若虚中挟实，亦当兼清以润之。"因此，咳嗽的治疗应分清邪正虚实。外感咳嗽，为邪气壅肺，多为实证，故以祛邪利肺为治疗原则，根据邪气风寒、风热、风燥的不同，疏风之余应分别采用散寒、清热、润燥的治疗方法。内伤咳嗽，多属邪实正虚，故以祛邪扶正，标本兼顾为治疗原则。此为老年患者，年老体虚，复感风燥之邪所致。治疗以标本兼治为则，以养阴润燥止咳，兼疏风清肺为法，予百合清肺润燥；沙参、麦冬、有瓜石斛清热生津，前胡、蜜枇杷叶、浙贝母清宣肺气，疏风化痰止咳，紫菀理肺祛痰；杏仁宣肺降气，麦芽健脾开胃，桔梗利咽，诸药共奏养阴润燥止咳之功，使病速愈。

第二诊与三诊，为风寒湿痹证，一般认为痹证病机多由"体虚腠理空虚，受风寒湿气而成痹也。”《韩氏医通》曰：“痛痹者，寒气凝结，阳气不行，故痛有定处，俗名痛风是也，治当散寒为主，疏风燥湿仍不可缺，更参以补火之利，非大辛大温，不能释其凝寒之害也。”《丹溪心法》曰：“若肢节肿痛脉涩数者，此是瘀血。”《医学纲目》曰：“有瘀血者，加大黄、桃仁、红花微利之。”此患者便是因为年老体虚，易受外感风寒湿之邪而致痹，血凝而成瘀。故治疗上，初治以急则治其标为原则，以祛风除湿，活血化瘀，兼散寒止痛为法，用防己、豨莶草、络石藤、威灵仙、秦艽、川加皮、半枫荷、走马胎、路路通祛风除湿，桃仁、红花、三七片化瘀止痛，制川乌散寒止痛。后据患者服药后症状变化特点调整，以标本兼治为则，恐攻伐太过，去半枫荷、威灵仙、秦艽、制川乌，加细辛、桂枝散寒止痛，党参、薏苡仁健脾益气而善后。

**【案四】** 郑某，女，58岁，2007年3月18日初诊。

2日前开始出现发热，最高39℃，伴咳嗽咯痰等不适，查胸片示：左下肺肺炎，经抗感染等治疗后仍有低热，遂至门诊就诊。症见：低热，现体温为37.5℃，咳嗽，咯白痰，鼻塞，流清涕，咽痛，纳眠一般，小便调，大便偏结，舌淡红，苔白腻，脉弦。近期无家禽接触史，未到菜市场，无发热人群接触史。查体：咽充血（++），双扁桃体不大，双肺呼吸音粗，未闻及干湿啰音。

西医诊断：肺部感染

中医诊断：肺热病

辨证：风寒湿犯肺

治法：疏风散寒，祛湿化痰

处方：

| | | | |
|---|---|---|---|
| 防风15克 | 牛蒡子15克 | 前胡15克 | 紫菀15克 |
| 苦杏仁10克 | 桔梗10克 | 甘草10克 | 羌活15克 |
| 蜜麻黄5克 | 苍耳子15克 | 大枣20克 | 威灵仙15克 |

共4剂。

2007年3月22日二诊：仍有咳嗽，咯白痰，鼻塞，流涕质黏，口干，咽痛，嘴唇起泡，纳眠一般，二便调，舌淡红，苔白腻，脉弦。上方去牛蒡子、甘草、羌活、蜜麻黄、大枣、威灵仙等；加土牛膝20克清热解毒利咽，白芷10克散风除湿、通窍止痛，蜜枇杷叶15克、浙贝母20克、桑白皮10克清肺化痰止咳，炒麦芽20克固护脾胃。共4剂。

二诊服药后诸症平，后复查胸片提示肺炎吸收。

2009年2月16日三诊：8天前开始出现发热，于当地诊所行抗感染等治疗后，发热时有反复。遂于4天前至急诊就诊，当时测体温为39℃，咽痛，鼻塞流涕，咳痰色白带血丝，查胸片提示：右中下肺感染，建议抗炎后复查，给予头孢美唑静脉滴注，奥司他韦口服等药物治疗后，热退，但开始咳嗽，咯痰，质黏，色黄白。遂至门诊就诊。症见：无发热，少许怕风，咳嗽，咳痰量少难出，无血丝，鼻塞，流涕，纳眠一般，二便调，舌淡红，苔薄黄，脉细。辨证为气阴不足，外感风寒，治疗以疏散风寒，益气养阴为主，处方如下：

| | | | |
|---|---|---|---|
| 太子参 15 克 | 炒六神曲 15 克 | 防风 15 克 | 牛蒡子 15 克 |
| 前胡 15 克 | 紫菀 15 克 | 蜜枇杷叶 15 克 | 浙贝母 20 克 |
| 布渣叶 10 克 | 桂枝 10 克 | 大枣 20 克 | |

共 7 剂。

2009 年 2 月 23 日四诊：无发热，少许怕风，少许咳嗽，咯白痰，流涕，纳眠一般，小便调，大便烂，舌尖红，苔薄白，脉细。上方去太子参、炒六神曲、防风、牛蒡子、蜜枇杷叶、布渣叶等；加苦杏仁、桔梗各 10 克宣肃肺气止咳，苇茎 15 克、法半夏 10 克、枳壳 15 克寒温并用、理气化痰，炒麦芽 20 克、茯苓 20 克、党参 15 克健脾益气。共 7 剂。

随访诉 3 月 30 日复查胸片提示肺炎已痊愈。

按：此案为发生在同一患者身上的两次肺热病，第一次肺热病因感受正值冬末春初，天气乍暖还寒，故感受"风寒湿邪"，以咳嗽、咯白痰、鼻塞、清涕为主要症状，治疗时当以疏散风寒湿邪为主。以防风、蜜麻黄疏风散寒；羌活、威灵仙疏风祛湿，牛蒡子宣肺利咽，前胡、紫菀、苦杏仁止嗽化痰，方取桔梗甘草汤之意以化痰利咽，苍耳子通鼻窍，大枣补中，诸药合用，起到疏风散寒，祛湿化痰止咳的功效；二诊时已显湿热象，如涕黏、咽痛、嘴唇起泡、口干等，选用蜜枇杷叶、桑白皮清热利肺，土牛膝、白芷祛湿，故收效较快。第二次肺热病为事隔近两年，患者应用抗生素后，气阴不足，风寒之邪未除，故治疗在祛风散寒的同时，兼顾益气养阴。选用太子参、大枣益气养阴，桂枝、防风祛风散寒，牛蒡子、前胡、紫菀、蜜枇杷叶、浙贝母、桔梗、苇茎等宣肺化痰、止咳利咽，同时考虑患者经抗生素治疗，脾胃不足，胃之受纳功能受损，故常加炒六神曲、炒麦芽、布渣叶等消滞和胃之品。

**【案五】** 陆某，男，45 岁，2007 年 3 月 2 日初诊。

1 月前开始出现发热、咳嗽、胸痛，最高体温达 38℃，曾于 2007 年 2 月 16 日至急诊就诊，胸部 CT 示：右下肺肿块（肿瘤性病变？炎症性病变？），建议进一步检查。急诊予抗感染治疗 10 余天后热退，咳嗽、胸痛改善，但仍时有胸闷，以右侧为主，遂至门诊就诊。症见：无发热，精神紧张，稍烦躁，胸闷痛不适，呈持续性，咳嗽，咯少量白黏痰，胃纳差，入睡困难，易醒，夜梦多，小便调，大便偏烂，舌黯红，苔白腻，脉滑。

西医诊断：肺部感染（肺部占位未排除）

中医诊断：肺热病

辨证：痰湿蕴肺

治法：宣肺化痰，健脾化湿

处方：

| | | | |
|---|---|---|---|
| 陈皮 10 克 | 茯苓 20 克 | 法半夏 15 克 | 竹茹 20 克 |
| 枳实 10 克 | 蝉蜕 10 克 | 荆芥 10 克 | 蜜麻黄 10 克 |
| 苦杏仁 10 克 | 紫苏子 10 克 | 苍术 15 克 | |

共 7 剂。

2007 年 3 月 9 日二诊：胸闷痛稍有好转，时有隐痛，少许咳嗽，有痰色白，胃纳差，食后腹胀，时有嗳气，眠一般，易醒，小便调，大便偏烂，舌黯红，苔白腻，脉滑。复查胸部 CT 示：右下肺不规则团片状影，考虑为炎症性病灶，较前吸收减少，建议继续治疗后复查。去蜜麻黄、荆芥、蝉蜕、茯苓等；加太子参、炒麦芽各 20 克补气健脾，茯神 30 克宁心安神。共 7 剂。

2007 年 3 月 16 日三诊：偶有咳嗽、咯痰，无胸闷痛等不适，时有胃脘部胀满，无嗳气，纳眠尚可，二便调，舌黯红，苔薄白，脉弦。上方基础上去紫苏子、杏仁、太子参等，加前胡、紫菀各 15 克，党参 20 克，山药 20 克加大健脾补肺之力。共 7 剂。

服药后随访诉无咳嗽、咯痰、胸闷痛再发。

按：此病案初始为肺炎与肺占位相鉴别，经过抗感染与中药治疗后，肺部病灶明显吸收，而确诊为肺炎。患者反复发热、咳嗽、胸痛 1 月余，并使用抗生素治疗近半月，中医认为抗生素性偏寒凉，易伤脾阳。脾为生痰之源，脾失健运，痰湿内盛。脾为肺之母，久病则土不生金，痰湿内蕴于肺而出现咳嗽，咯痰色白，质黏，胸闷痛等不适；脾阳受损则运化失司，出现胃纳差，腹胀，大便偏烂等；脾为气血生化之源，脾虚则气血不足，心神失养，出现眠差易醒，烦躁等。舌黯红，苔白腻，脉滑均为痰湿蕴肺之象。治疗上以宣肺化痰，健脾化湿为主。中药处方以温胆汤合升降散、三拗汤加减。方中法半夏降逆和胃，燥湿化痰；竹茹清热化痰，止呕除烦，枳实行气消痰，使痰随气下；陈皮理气燥湿，茯苓健脾渗湿。诸药合用，共奏理气化痰。痰湿易郁遏人体气机升发，舌黯红亦为湿郁痰瘀之象，故加用升降散中蝉蜕、僵蚕，以升阳中之清阳，疏散郁邪，再以三拗汤疏风宣肺，止咳降逆。更加紫苏子降气消痰，苍术燥湿健脾，祛风散寒。元代朱震亨曰："苍术治湿，上中下皆有用，……，病在中焦，故药必兼升降，……，故苍术为足阳明胃经，气味辛烈，强胃健脾，发谷之气，能径入诸药。"二诊时诸症较前缓解，故去祛风散寒宣肺诸药，加大补气健脾之力。三诊时仍偶有咳嗽、咯痰，加前胡、紫菀以止咳化痰，加党参、山药以补肺健脾，益气扶正。

**【案六】**谢某，女，34岁，2006年12月29日初诊。

3周前开始出现咳嗽，无发热恶寒，无胸痛气喘，于当地社区医院就诊，查胸片示：左下支气管肺炎，给予阿奇毒素抗感染治疗，连用三天。但咳嗽未见好转，伴有咳痰等不适，遂至门诊就诊。症见：咳嗽较重，咯大量黄黏痰，鼻涕白浊，时有喷嚏，稍恶寒，无汗出，身体酸重，咽痛，纳眠一般，小便正常，大便黏腻难出，舌黯红，苔薄黄，脉弦缓。

西医诊断：社区获得性肺炎

中医诊断：肺热病

辨证：风寒化热，痰热阻肺

治法：解表散寒，清热化痰

处方：

| | | | |
|---|---|---|---|
| 葛根20克 | 蜜麻黄5克 | 苦杏仁10克 | 炙甘草10克 |
| 桔梗15克 | 苇茎30克 | 冬瓜子20克 | 薏苡仁20克 |
| 桃仁10克 | 柴胡15克 | 黄芩10克 | 法半夏15克 |

共5剂。

2007年1月5日二诊：咳嗽明显减少，夜间基本不咳，仅有白天咳嗽，黄痰减少，偶有喷嚏，鼻音明显，牙痛，无汗，月经量少，纳眠均可，舌黯红，苔薄白，脉弦细。考虑患者痰热稍减，表邪未清，治疗继以疏风解表，化痰止咳为主。处方如下：

| | | | |
|---|---|---|---|
| 前胡10克 | 荆芥10克 | 麻黄5克 | 桔梗10克 |
| 甘草5克 | 枳壳10克 | 茯苓10克 | 桑叶15克 |
| 菊花10克 | 白芷10克 | 浙贝母15克 | 苦杏仁10克 |

共5剂。

服药后，患者咳嗽止，诸症消，病愈。

按：本案患者发病正值冬季，外感风寒，进而化热，表证可见喷嚏、恶寒，化热兼湿表现为咳痰色黄质黏量多、涕浊、咽痛、身体酸重、大便黏腻难出等，故治疗以解表散寒、清热化痰为法，处方选用三拗汤合苇茎汤、桔梗甘草汤、小柴胡汤加减。三拗汤，源于张仲景《伤寒论》，后被《太平惠民和剂局方》卷二收录，有宣肺解表，止咳平喘之功。苇茎汤为治疗肺痈之要方，《金匮要略论注》云："以苇茎之轻浮而甘寒者，解阳分之气热；桃仁泻血分之结热；薏苡下肺中之湿；瓜瓣清结热而吐其败浊，所谓在上者越之耳"。桔梗甘草汤为仲景方，原为排脓之要方，此处亦取该意。另用柴胡、葛根解肌，黄芩清上焦热，法半夏燥湿化痰。方中更有"麻黄杏仁薏苡甘草汤"之意，该方出自《金匮要略·痉湿暍病》，主治"病者一身尽疼"。故诸方合用而取外散风寒，内清痰热之功。二诊时，患者症状缓解，余邪未清，故仿"荆防败毒散"之意，荆芥、前胡、桔梗、甘草、枳壳、茯苓来源于该方，有解表散寒，祛风除湿等功效，继用三拗汤解表止咳，更加桑叶、菊花疏散风热，白芷祛风解表，浙贝母、苦杏仁清热化痰，而收功。

**【案七】** 罗某，女，65岁，2001年12月30日初诊。

反复咳嗽半年余，多次于外院门诊中西医治疗（具体方案不详），未见好转。10天前咳嗽加重，并出现咯血，于当地医院就诊未见明显改善，遂至门诊就诊。症见：精神差，乏力明显，畏风，咽痒，无胸闷，咳嗽，咯少量黄痰，偶有痰中带血丝，无发热，纳差，入睡难，小便可，大便难解，舌黯红，苔白厚腻，脉弦细。查体：右肺呼吸音弱，未闻及啰音。查胸片示：主动脉硬化，胸椎退行性变；右下肺野部分致密，拟右下肺炎症、节段性含气不全，右侧少量胸腔积液，未除占位，建议CT进一步检查。因患者及家属拒绝做进一步检查，故未行CT检查。

西医诊断：肺部感染（未除外占位）

中医诊断：肺热病

辨证：风邪犯肺，痰热壅肺

治法：疏风清热化痰

处方：

| | | | |
|---|---|---|---|
| 陈皮10克 | 茯苓20克 | 清半夏15克 | 竹茹20克 |
| 蝉蜕10克 | 僵蚕10克 | 荆芥10克 | 苦杏仁10克 |
| 紫苏子10克 | 黄芩10克 | 苍术15克 | 茜草炭10克 |

共5剂。另予以盐酸莫西沙星口服，连服3天。

2002年1月3日二诊：精神稍有改善，消瘦，咳嗽减少，咯少量白痰，痰中少许血丝，胃纳较前好转，余症状大体同前，舌黯红，苔白腻，脉弦细。上方去荆芥、蝉蜕等；加苇茎30克清热化痰。共6剂。

2002年1月10日三诊：精神改善，咳嗽减少，无咯血，白痰减少，口干，无胸闷，胃纳可，睡眠较前明显好转，二便调，舌黯红，苔黄腻，脉沉弦。考虑患者外邪已减少，故以健脾化痰，益气升阳为法。处方如下：

陈皮 10 克　　茯苓 20 克　　清半夏 15 克　　党参 15 克
炒白术 20 克　　炙甘草 10 克　　桔梗 15 克　　五指毛桃 30 克
柴胡 10 克　　升麻 10 克

共 7 剂。

2002 年 2 月 14 日四诊：精神可，纳眠均改善，无明显咳嗽、咳痰，仍有明显口干，小便调，大便偏干，夜间为重，舌黯红，苔白腻，脉弦细。复查胸片示：右下肺野阴影，病灶及积液较前明显吸收，右肺较前复张，建议 CT 进一步检查。上方去清半夏、五指毛桃、柴胡、升麻等；加牡蛎（先煎）30 克重镇安神，天花粉 20 克养阴生津，当归 10 克活血养血，干姜 10 克温中散寒。共 7 剂。

2002 年 3 月 7 日五诊：精神可，咽部异物感，纳眠可，小便调，大便偶有不尽感，今日大便烂，背部、手足怕冷，舌淡红，苔白，脉弦。上方去陈皮、茯苓、牡蛎、天花粉等；加枳壳 15 克、五指毛桃 30 克健脾理气化痰，赤芍 10 克活血散瘀，葛根 30 克生津止咳、升阳止泻。共 7 剂。

后患者门诊定期调治，近 2 月诸症悉平。

按：本案患者反复咳嗽日久，肺气本虚，卫外不力，起初感受风热之邪，故见咽痒咳嗽、咳痰色黄、咯血、畏风等症状，舌黯红，苔白厚腻，脉弦细均为风邪犯肺，痰热壅肺之象。治疗上以疏风清热化痰为主，以温胆汤为底，加蝉蜕、僵蚕、荆芥疏散风热，加苦杏仁、紫苏子、黄芩清热化痰，苍术加强燥湿，茜草炭活血止血。二诊时痰中仍带血丝，痰热困肺，灼伤肺络，故加苇茎清热化痰。三诊时咳嗽、畏风等外证已除，《黄帝内经》有云："正气存内，邪不可干"，故以四君汤加五指毛桃等健脾化痰、益气升阳。四诊时纳眠均较前改善，但口干明显，且大便偏干，故加入瓜蒌牡蛎散养阴生津止渴。五诊时仅有手足、背部稍怕冷，故再以理中汤合四逆汤等加减善后。

【案八】陆某，女，30 岁，2017 年 2 月 23 日初诊。

既往支气管哮喘病史 10 年余，不明原因高热病史 8 年余，于国内外多家医院检查均未明确病因，每次发热均需住院使用激素、抗生素等药物治疗；既往多种食物、药物过敏。2 月 6 日患者再发高热，体温最高达 40.4℃，伴恶寒，咳嗽，咳大量腥臭黄脓痰，气喘，于广州某三甲医院行血常规：WBC：$45.23 \times 10^9/L$，Neut：$36.4 \times 10^9/L$，Neut%：

96.23%，Eos：2.68×$10^9$/L，Eos%：19.7%；血气分析提示：pH：7.681，血二氧化碳分压：29.2mmHg，血氧分压：43.23mmHg，细胞外剩余碱：–8.56mmol/L，血氧饱和度：68.41%，总二氧化碳：16.7mmol/L，实际碳酸氢根：15.7mmol/L；CRP：96mg/L；PCT：3.12ng/ml；免疫五项：IgG：169.23g/L，IgA：69.23g/L，IgM：40.83，IgE：583.48g/L，C3：89.12g/L，C4：50.13g/L。痰培养提示：肺炎克雷伯菌（泛耐药）；胸部CT提示：双肺下叶肺部感染。予抗过敏、抗生素、激素抗感染及对症等处理后，体温仍波动于37~40℃之间，相关感染指标未见好转。因医院要求使用大剂量激素冲击疗法，患者拒绝，欲求进一步中医中药治疗，遂至门诊就诊。症见：发热恶寒，体温39.8℃，咳嗽，咳腥臭黄脓痰，量多，痰中带血，气喘，口唇发绀，胸闷，胸痛，气出不畅时大汗淋漓，小腿痉挛感，纳差，欲呕，入睡难，烦躁，小便量少色黄，大便调，舌尖红，苔黄厚腻，脉浮数。

西医诊断：1. 肺部感染
2. Ⅰ型呼吸衰竭
3. 支气管哮喘急性发作期（危重）

中医诊断：1. 肺热病
2. 喘证

辨证：气血两燔，湿热壅盛

治法：清透疏表，清气凉血，清利湿热

处方：

蜜麻黄10克　冬瓜仁30克　威灵仙30克　柴胡20克
紫草15克　紫苏子10克　薏苡仁30克　藿香20克
羚羊角粉0.3克

共7剂。每天2剂。藿香后下，羚羊角粉冲服。

服药后当晚开始出现5次腹泻，泻下臭秽，自觉精神明显好转，咳嗽气喘减轻，次日清晨热退，嘱继续服用上方，因腹泻甚，自行减量，当天共服用了1剂半中药。晚上8时许体温上升，后维持在40.4℃，自测心率156次/min，嘱其急诊就诊，患者仍拒绝使用退热剂、抗生素、激素及抗过敏药物，仅予硫酸镁、维生素$K_1$、氨基酸治疗。续服上方，藿香加至25克，2月25日凌晨3点热退，基本再无腹泻。

2017年2月28日二诊：仍有反复发热，体温峰值降低，最高达39℃，发热时伴有恶寒，汗出，咳嗽、气喘、出汗较前缓解，咳黄痰，小腿痉挛感好转，纳差，服药易呕吐，眠差，烦躁较前好转，小便量少色黄，腹泻，舌尖红，苔黄厚，脉浮数。上方去冬瓜仁、威灵仙、羚羊角粉；紫苏子加至15克增加其降气消痰之力，藿香加至30克加大化湿止呕止泻之力，浙贝母30克，熊胆粉0.25克（冲服）清热解毒，息风止痉；西洋参20克益气养阴，宁神益智；炒麦芽20克固护中焦，防诸药制胃。共7剂。每天2剂，分3~4次饮。

2017年3月7日三诊：患者诉自3月3日起，仅下午5点左右有发热，最高38.3℃，其他时候体温均正常，无汗出，咳嗽，气喘，咳痰，无呕吐，纳眠好转，少许烦躁，二便调，舌尖红，苔白厚，脉浮。上方去浙贝母、炒麦芽、熊胆粉、花旗参；吐泻止故藿香减为15克；柴胡加为30克加强升散祛邪，解表退热之力，柴胡同时可疏肝解郁解烦躁；加羌活、威灵仙各15克祛在表之湿，通经络，为祛邪外出打开通道；前胡15克降气止咳化痰；羚羊角粉0.3克（冲服）平肝清肝，解血中余毒，与前胡均可防柴胡升提太过加重气喘。

2017年3月9日随访患者诉：无发热，疲倦乏力欲眠，头痛，头晕，咳嗽，气喘，痰多，黏稠，难咯，咯血，咽痛，胸痛，口酸口干，腹泻十余次，舌尖红，苔白厚，脉未查。外院查血常规：WBC：$22.49\times10^9$/L，Neut：$28.72\times10^9$/L，Neut%：96.85%，Eos：$14.75\times10^9$/L，Eos%：30.45，HGB：108.7g/L，PLT：$102\times10^9$/L；CRP：72mg/L；PCT：2.16ng/ml。患者精神好转，咳嗽咳痰气喘、腹泻均较前明显好转。3月14日患者再次复诊，遂以止咳平喘，清肺化痰，健脾固肾为法善后。服用中药期间多次复查各项感染指标均程逐渐降低之势，血氧分压亦渐上升。3月20日再次复查血常规、血气、CRP、PCT均已恢复至正常范围；免疫五项亦较前下降3月21日复查胸部CT提示双下肺病灶已消失。

按：本案患者既往为不明原因高热及哮喘病史，长期使用抗生素，致三焦寒郁，阳气受损，表现为肺脾肾阳气亏虚，肺阳不足易感风寒，脾阳不足化湿内蕴，肾阳不足温煦失司，火不暖土，脾阳更伤；中医认为激素是外源性“纯阳”“邪热”之品，初用可遏制肾阴滋养之性，久用易致肾之阴阳亏损，虚阳上浮；长居岭南之地，“经年气候炎热，多雨潮湿”，土薄热多，脾胃湿热。三者共同作用形成了患者阳虚湿重兼虚火上炎之质，此亦为其特禀质之由，恰逢春季，空气中过敏原增多，故嗜酸性粒细胞及免疫指标居高不下。2017年为丁酉年，根据五运六气之理论，丁酉年阳明燥金司天，中见少角木运，少阴君火在泉，肝脏易伤于燥，上半年气候偏凉，加之初之气，主气为厥阴风木，客气为太阴湿土，气温不温反凉。外合患者体质特征，同气相求，外感风寒交邪，内郁虚燥之火，故病来必如山倒，缠绵难愈，稍用寒药则脾胃不耐，致上吐下泻。此次患者肺部感染，为虚体受邪，外邪袭肺，肺失宣降，肺气郁闭，经上浮之火热熏灼，邪气化热，熏蒸肺热，炼液成痰，热痰阻滞气机，血败肉腐，故高热难退，咳嗽，咯血，气喘，咳腥臭黄脓痰；热邪入血分则见烦躁。

患者病属“风温肺热病”范畴，《素问·刺热论》曰：“肺热病者，先淅然厥，起毫毛，恶风寒，舌上黄身热。”《温病条辨》曰：“风温者，初春阳气始升，厥阴行令，风夹温也。”其发病因风温所致，病位在肺，病性以热为主，兼夹湿邪。《蒲辅周医疗经验》指出：“温病最怕表气郁闭，热不得越；更怕里气郁结，秽浊阻塞；尤怕热闭小肠，水道不通，热遏胸中，大气不行，以致升降不灵，诸窍闭滞。治法总以透表宣肺，疏通里气而清小肠，不使热邪内陷或郁闭为要点。”故以叶氏卫气营血辨证法论治，外疏内清，使邪有出路，兼顾患者体质特征及后天脾胃，必能收效。初诊以柴胡、威灵仙清透疏表，清卫气之湿热；紫草凉血，活血，解毒；羚羊角粉平肝息风止痉，散血解毒；蜜麻黄开腠理，予邪出路，合冬瓜仁、紫苏子亦可降气化痰平喘，“肺与大肠相表里”，故亦可引肺热从大便排出；薏苡仁清热排脓，健脾渗湿；藿香后下合柴胡清解肌腠之湿热。诸药灵动，使湿热从卫气发散，气血清解，大肠外泄。服药后出现热解，泻下臭秽，本为渐愈之象，但因患者阳虚正气不足，虚火内盛，无力与邪抗争，致湿热卷土而来，《脾胃论》载：“阴虚则内热，有所劳倦，形气衰少，谷气不盛，上焦不行，下脘不通，胃气热，热气熏胸中，故为内热。脾胃一伤，五乱互作……”故企图以脾胃为枢纽，扭转邪正较量之势。《本草正义》云：“藿香，清芬微温，善理中州湿浊痰涎，为醒脾快胃、振动清阳妙品。”《本草图经》言藿香为“治脾胃吐逆，为最要之药”，因而加大藿香用量，效果立竿见影。二诊时，患者仍诉有呕吐腹泻，考虑原因有三，一为威灵仙具有增加胃肠道平滑肌蠕动作用，故去之；二为“诸子皆降”，冬瓜仁不仅可清肺化痰，利湿排脓，且滑肠力盛，故去之，继续加大藿香剂量；三为痰热壅盛，气喘则痰随气涌，刺激咽喉而致呕吐，故加大紫苏子用量，加浙贝清肺化痰，羚羊角粉长于平肝息风、散血解毒，熊胆粉清热解毒同时，又能止咳化痰平喘，故以熊胆粉替换羚羊角粉，既可清热，又可清肺化痰。“邪之所凑，其气必虚”，为辅助正气，故加西洋参，“西洋参性凉而补，凡欲用人参而不受人参之温者皆可用之”。三诊时患者呕吐腹泻止，热势基本控制，故以柴胡、羚羊角粉、羌活、威灵仙等继续清解、透散余邪，防死灰复燃。后续随访中患者出现咯血，考虑为热伤肺络及使用羚羊角粉散血之品所致，故以凉血止血，收敛止血，养血止血之法。患者此次大患由体质、天时、地理共同引发，善后工作尤为重要，继续1周治疗后，其诸症皆消，仅余少许咳嗽气喘。此案为经抗生素、激素治疗丝毫无效，后单纯以中医药治疗而愈，可见中医在治疗耐药菌引发的肺部感染及高热有其独有的优势。

# 第五章　外感高热

# 第一节 外感高热概述

发热是以人体肌表发热为主症的一类病症，一般分为外感发热和内伤发热。凡外感六淫之邪，致人体脏腑经络气血失调，引起发热的，属于外感热病，外感热病多归属于中医的“伤寒”“温病”“瘟疫”“四时感冒”或“时行感冒”范畴，包括了现代医学的大部分感染性疾病。外感六淫而为病者，其病多轻，病程较短，预后较好；而属疫疠毒气、体内正虚或内生之邪化火，又感六淫或疫毒者，其病多危重，病程较长，预后较差。故凡卒感六淫邪毒，疫疠之气，客于肌腠，正邪交争，以发热为主要症状，体温升高达39℃以上者，即称外感高热。

《素问·热论》言“今夫热病者，皆伤寒之类也”，而《伤寒论》是第一部系统论述外感热病的专著，究其病因也是六气异常变化而致疾病。《三因极一病证方论》则明确提出了“外则六淫”“中伤风寒，暑湿，瘟疫，时气，皆为外所因”的思想，并最先使用“外感”一词。由古今中医文献可知六淫、疠气乃外感热病的主要病因。外邪侵入人体，正气抗邪，正邪交争是热性病证的病机过程。因此外感热病是否发病取决于邪正斗争的形势。若正气强盛，不被邪气侵扰，则不发病，即“正气存内，邪不可干”。如正气不足或病邪相对强盛，干扰了人体正常功能，破坏了阴阳平衡，而不能迅速恢复，就会发病，即“邪之所凑，其气必虚”。

甄氏对外感热病认识，多遵循岭南温热时病的理论体系，认为其多以卒感外邪为致病因素，卫气失固为发病之内因，正邪交争为发热的根本病因，可按卫气营血传变，岭南地区还常兼夹湿邪。究其特点，多是热气熏蒸，积而暴发，卫分时间较短，或一起即见气分高热，甚至气营两燔、血分证候，其势焚乱而迅速。

《温热论》中所言：“大凡看法，卫之后方言气，营之后方言血，在卫汗之可也。到气才宜清气。乍入营分，犹可透热，仍转气分而解，如犀角、元参、羚羊等物是也。至于入血则恐耗血动血，直须凉血散血，如生地、丹皮、阿胶、赤芍等物是也。循缓急之法，虑其动手便错耳。”即在外感热病的治疗过程中需按照卫、气、营、血四个阶段来处方遣药。许多医家也认识到外感热病易伤津耗气，损伤阴液，临证时顾胃存津显得尤为重要。《素问·热论》提及“五脏已伤，六腑不通，荣卫不行……阳明者，十二经脉之长也，其血气盛，故不知人，三日其气乃尽，故死矣”。说明胃气在热病中的重要性。古人有“留得一分津液，便有一分生机”之说。

甄氏主张治疗外感热病时以透邪祛实法为主，注意顾护阴液，益气扶正，强调不能逢热病必清热利湿，而忌畏温热之药，临证需识清病机。首先要辨明四诊信息，明确疾病的病因病机，所谓“治病必求其本”，只有抓住特征性证候，把握病证源头，从而遣选高效方药，方能治愈。而且治疗要有“层次”感，临证需识清病机，如温邪进入气分，祛邪存正为先，用石膏、青天葵、大青叶、黄芩、栀子、连翘等清气透热，泻火解毒。热势控制后使用小剂量苦寒之品的基础上，加细辛等温肺散寒之品及布渣叶、薏苡仁、炒麦芽、炒六神曲等健脾祛湿化积之品温肺调脾，最后重用太子参、黄芪等益气扶正之品。

## 第二节　外感高热案

**【案一】** 王某，女，20岁，2009年10月27日初诊。

患者于2月前自觉周身不适，至次日便开始发热，体温最高可达40℃，查胸片提示：心肺未见异常。经用抗生素、退热药及清热之中药汤剂热可暂退，间隔几日复又高热，2月间竟有1个月处于发热状态，且多数时候体温在39℃以上，遂至门诊就诊。症见：发热恶寒，体温39.8℃，头昏，肌肉酸重，汗出，心烦，时有咳嗽，咳黄痰，少许气喘，口干，纳欠佳，眠一般，二便调，舌红，苔白厚，脉滑数。

西医诊断：发热

中医诊断：外感发热

辨证：太少合病

治法：疏邪解表，调和营卫，清热化湿

处方：

| | | | |
|---|---|---|---|
| 青蒿15克（后下） | 柴胡15克 | 威灵仙30克 | 赤芍15克 |
| 生地20克 | 防风15克 | 黄芩15克 | 党参20克 |
| 蜜麻黄5克 | 桂枝10克 | 香薷15克 | |

共7剂。

2009年11月3日二诊：患者已无发热，咳嗽，咳黄痰，量多，气喘甚，活动后加重，舌淡红，苔白微厚，脉滑。遂以止咳化痰，下气平喘，益气养阴之法治之，以善其后。

处方：

蜜麻黄 10 克　紫苏叶 15 克　紫苏子 15 克　射干 15 克
太子参 20 克　北杏仁 10 克　前胡 15 克　紫菀 15 克
蜜枇杷叶 15 克　冬瓜仁 20 克　苇茎 20 克
共 7 剂。

按：患者反复高热 2 月余，经中西医治疗处理，但仍反复，考虑误治后邪留肌腠，余邪未清，故发热反复。外邪犯肺，故出现咳嗽，咳黄痰，少许气喘。病程日久，邪陷入里，《伤寒论》曰："伤寒六七日，发热、微恶寒、支节烦痛、微呕、心下支结，外证未去者，柴胡桂枝汤主之。"患者就诊时有恶寒、汗出、肌肉酸重等外证，亦伴心烦、口干等少阳证，考虑患者为太少合病。故以柴胡桂枝汤加清热、化湿之品治疗。加青蒿助柴胡透邪外出，使邪从外解；防风、蜜麻黄增强透邪之力，并取麻黄宣肺平喘之功。患者病程日久，邪正交争而反复发热，正气已虚，且患者多次服用抗生素及清热解毒中药，亦损及正气，故加大党参用量以扶正祛邪。发热日久，外邪内郁化热，恐邪热入血，改白芍为赤芍清热凉血、活血祛瘀；肌肉酸重，舌苔白厚，纳差，为痰湿蕴于肌表、脾胃所致，加香薷发汗解表、和中利湿，威灵仙祛风除湿、通络止痛；久病气损及阴，热伤阴液，用生地黄清热凉血、养阴生津。本案属伤寒误治"变证"范畴，寒热错杂，表里同病，治疗当"观其脉证，知犯何逆，随证治之"，不可局限于某一方一法，此案辨证精准，用药遵古而不泥古，终收桴鼓之效。二诊时，患者热退，仍有咳嗽、咳痰、气喘，在收尾治疗时以治肺为主，但当时刻不忘叶天士《温热论》中"恐炉烟虽熄，灰中有火也"之论，用药忌温补燥烈。

**【案二】** 卓某，男，51 岁，2001 年 3 月 16 日初诊。

2 周前因外出晚归回家途中受凉，初起无发热，少许恶寒，流清涕，喷嚏，肌肉酸痛，自服感冒药（具体不详）后汗出，无流涕、打喷嚏，但开始出现发热，气喘，咳嗽，咳黄痰，遂于当地诊所就诊，使用抗生素治疗 1 周，停用抗生素后体温仍时有波动，遂于门诊就诊。现症见：发热，体温 40.2℃，微恶寒，无汗，肌肉少许酸痛，气喘，咳嗽，咳黄痰，纳一般，小便调，大便稍烂，舌红，苔白腻，脉滑数。既往哮喘病史 5 年，平素未规律治疗，仅发作时使用沙丁胺醇，控制欠佳，夜间仍时气喘，咳嗽。

西医诊断：1. 发热
　　　　　2. 支气管哮喘

中医诊断：1. 发热
　　　　　2. 哮证

辨证：表寒里热

治法：疏散风寒，清泻里热，兼和中利湿

处方：

| | | | |
|---|---|---|---|
| 香薷 10 克 | 桂枝 10 克 | 蜜麻黄 5 克 | 紫苏子 10 克 |
| 苦杏仁 15 克 | 桔梗 15 克 | 威灵仙 20 克 | 柴胡 15 克 |
| 连翘 25 克 | 陈皮 5 克 | 太子参 15 克 | |

共 7 剂。

2001 年 3 月 30 日二诊：患者诉服药 3 剂后热退，遂自行停药，后再次发热，因觉诊病路途远便在当地继续输注抗生素，但未能得到控制，今日复诊症见：发热恶寒，体温 39.1℃，偶有喷嚏，颈项部疼痛，气喘较前好转，咳嗽，咳黄痰，咽痛，倦怠乏力，舌红，苔白微腻，脉滑。上方去香薷、苏子、桔梗、灵仙、陈皮等；加荆芥 15 克、防风 15 克增强疏风解表之力，葛根 30 克解肌退热、生津；青蒿 15 克透邪热外出，牛蒡子 15 克解毒利咽，生地 20 克清热生津，改太子参为党参 15 克专扶正气。共 7 剂。

2001 年 4 月 1 日三诊：现仍有发热，最高体温为 38℃，咳嗽，气促，无咽痛，乏力，舌红，苔白厚，脉滑。上方去荆芥、防风等；加丹皮 20 克、银柴胡 15 克、地骨皮 30 克、白薇 15 克清透余热。共 7 剂。

2001 年 4 月 16 日四诊：服药后热退，昨日再次发热恶寒，体温最高达 40℃，咳嗽，气促，乏力，舌红，苔白腻，脉滑。治疗仍以表里同治为则，疏风解表，清透里热，清热祛湿。

处方：

| | | | |
|---|---|---|---|
| 蜜麻黄 10 克 | 苦杏仁 15 克 | 连翘 25 克 | 青蒿 15 克 |
| 威灵仙 30 克 | 佩兰 20 克 | 桂枝 10 克 | 薏苡仁 30 克 |
| 羌活 20 克 | 防风 15 克 | 柴胡 30 克 | |

共 7 剂。

再次短信随访时，患者诉热已全退，体温未再升高。

按：辨治外感高热在收集病情资料时，尤要重视患者平素体质特点。体质可以影响疾病的传变规律，一般来说，阴虚体质，病变多呈热重于湿，且易化热、化燥，伤阴耗津；痰湿体质，病变多呈湿盛热微，湿重于热，且易于伤气伤阳；阳微患者，还可转化为虚寒性病变。正如《素问·痹论》所云："其寒者，阳气少，阴气多，与病相益故寒。其热者，阳气多，阴气少，病气胜阳遭阴，故为痹热。"此患者体胖，素体痰湿重，湿性黏腻，故病程较长，湿性黏滞，故虽有化热入里，但未入营血。故治疗时当表里同治，兼顾祛湿，但不宜过于寒凉，当给外邪以出路，万不可闭门留寇。此患者反复高热，不排除肺炎可能，但患者拒行理化、影像学检查，治疗时仍当辨证用药。初诊之时桂枝、麻黄合用，以解在表之郁寒，使邪有出路，柴胡、威灵仙、连翘清解郁热，而不致凉郁邪气，苦杏仁、桔梗、紫苏子宣降肺气而平喘，香薷、陈皮化湿，太子参益气养阴，既可扶助正气，又可防热邪伤阴；二诊时，邪热已缓，遂加强解表、养阴，以引邪外出、养阴清热；三诊时表邪已去大半，以低热为主，故当退热而不苦泄，选用牡丹皮、银柴胡、地骨皮、白薇清虚火之品；四诊时高热再起，考虑余邪未尽，里热仍盛，湿热困于脾胃，继续解表清里祛湿。外感发热夹湿邪为患时，风热易除，唯治湿当如抽丝剥茧，湿尽去，病方能愈。

【案三】顾某，女，57 岁，2008 年 2 月 10 日初诊。

患者 3 天前开始出现鼻塞，流涕，喷嚏，伴头痛，恶寒，咽痛，无发热，无明显汗出等不适，自服清热利咽类中成药（具体不详）、头孢克肟等药物后稍有缓解，但 2 天前患者开始出现发热，体温波动于 37.3~38.5℃，继续自行服用上述药物，未见明显缓解，遂于门诊就诊。症见：发热，刻下体温 37.5℃，怕冷，无汗出，无鼻塞、流涕、喷嚏，头部胀闷感，吞咽不畅感，无明显咽痛咽痒，无口干口苦，少许咳嗽，少量黄痰，纳欠佳，入睡难，二便调，舌淡红，苔薄黄，脉浮紧。查体：双肺未及明显干湿性啰音。

西医诊断：发热

中医诊断：外感发热

辨证：寒热错杂

治法：解表散寒，清透里热

处方：

| | | | |
|---|---|---|---|
| 银柴胡 15 克 | 防风 10 克 | 白术 15 克 | 羌活 15 克 |
| 桂枝 10 克 | 大枣 20 克 | 射干 15 克 | 麦芽 20 克 |
| 桑叶 10 克 | 前胡 15 克 | 浙贝母 20 克 | |

共 7 剂。

嘱当晚服 1 剂，第 2 天、第 3 天上午、下午饭后各服 1 剂，分 2~3 次，趁热饮。

2008 年 2 月 17 日二诊：诉服用三剂后已无发热，便未再服。患者自觉有发热感，但体温不高，追问既往情况，方言平素即有发热感，因体温正常，便未治疗，现症见：发热，体温波动在 37.5~38.2℃，下午 15:00–17:00 尤甚，头胀，咽部不适，自觉吞咽不畅，纳可，入睡难，急躁易怒，二便调，舌红，苔薄黄，脉弦细。

辨证：余热内服

治则：清透虚热。

处方：

| | | | |
|---|---|---|---|
| 柴胡 20 克 | 青蒿 15 克 | 龙骨 30 克 | 醋鳖甲 20 克 |

防风 15 克　　麦芽 20 克　　蒺藜 15 克　　牡丹皮 10 克
白芷 15 克　　威灵仙 15 克
共 7 剂。

患者服药后，发热感消失，烦躁亦好转，后继续门诊复诊，续以养肝肾，滋阴液为则治疗，服药 1 月余，诸症皆平。

按：《傅青主男科》云："凡病初起之时，用药原易奏功，无如世人看不清症，用药杂乱，往往致变症蜂起。苟看病清，用药当，何变症之有。"本案患者原系风热外感所致，自服解表清热，泻火解毒中成药及抗生素引发变证，风热虽去大半，但仍有余热内伏，且兼有肌表客寒，治疗当寒热并用，不可一味清热退烧，亦不可单辛温解表。故用"退热而不苦泄，理阴而不升腾，固虚热之良药"银柴胡，再加桑叶祛风清热，一清一疏，使余热无所遁形；《临证指南医案》云"客邪外侵。头胀。当用辛散"，故加防风、羌活疏散风邪，以佐桑叶，桂枝、大枣以解肌祛风，温通卫阳，以白术、麦芽健脾消食，固护中焦，射干、前胡、浙贝母止咳化痰；二诊时，患者余热未尽，邪伏阴分，兼有少许未散尽之风邪。故化裁《医宗金鉴》柴胡清肝散，以柴胡、青蒿清透虚热，疏肝解郁；威灵仙、防风、白芷祛风解表，散未尽之风邪，蒺藜平肝解郁，活血祛风，牡丹皮平肝清肝，泄血中伏火，龙骨、醋鳖甲滋阴潜阳，引药入阴分，麦芽疏肝健脾。全方泻火疏肝、养阴退热为主，火降肝舒，阴复热退，则上述诸证自已。

**【案四】**柏某，女，33 岁，2014 年 3 月 4 日初诊。

患者于 10 天前出现咽痛，自服头孢类药物（具体不详）3 天后开始咳嗽，未予其他处理，3 天前开始发热，最高体温达 38.6℃，于诊所行退热、抗感染、止咳等处理后，发热反复，遂于门诊就诊。症见：发热，体温 38.1℃，无恶寒，无汗出，头痛，巅顶部为主，咳嗽，夜间为主，鼻塞，流清涕，咽干咽痒，腰背肌肉酸痛，疲倦乏力，纳可，夜眠差，二便调，舌红，苔薄白，脉浮数。

西医诊断：发热

中医诊断：外感发热

辨证：寒邪束表，肌腠热郁，肺失宣降

治法：疏邪解表，清解肌腠，兼以止咳

处方：

柴胡 20 克　　威灵仙 20 克　　连翘 15 克　　羌活 15 克
防风 15 克　　牛蒡子 15 克　　大枣 20 克　　苦杏仁 15 克
前胡 15 克　　紫菀 15 克　　蜜麻黄 5 克　　青蒿 15 克（后下）
共 4 剂。

煎服方法：当晚1剂，次日上下午各1剂，第三日1剂。诸药先煎30分钟，再加青蒿、生姜2片继续煲15分钟。

随访诉服用1剂后热即退，恐病情反复，遂把4剂药遵嘱尽服。

按：《诸病源候论》云：“肺主气，合于皮毛。邪之初伤，先客皮毛，故肺先受之。”本案患者首发为风热客于咽喉，未得恰当治疗，致风热传入娇脏——肺，引起风热入里，肺之宣肃失司，而产生咳嗽，发热等一系列肺系症状，后续又受强行发汗、抗生素镇压热势等治疗，《素问·阴阳别论》云“阳加于阴谓之汗”，汗虽生于阴，但发于阳。过汗不仅损伤阴液，亦会致卫阳不足，使表热寒化，抗生素的治疗使本就亏虚的表阳雪上加霜，两者相互作用下形成了表寒内热之势。发热当辨虚实，分清寒热，明确病位，《素问·六元正纪大论》记载：“今之昧者，但见外感发热等病，不能察人伤于寒而传为热者有本寒标热之义，辄用芩连等药以清其标；亦焉知邪寒在表，药寒在里，以寒得寒，气求声应，致使内外合邪，遂不可解，此发表用寒之害也。”故以外疏寒邪，固护卫表，内清肌热，宣肺止咳为法。《傅青主男科》言：“人病外感发热，必先散其邪气”，故以柴胡、羌活、防风、生姜散肌表之邪，威灵仙祛风除湿，通络止痛，加强柴胡解肌祛邪之力，青蒿、连翘既可解热，又可截断邪热继续入里，牛蒡子清疏散风热，解毒利咽，苦杏仁、前胡、紫菀、蜜麻黄宣降肺气止咳，其中蜜麻黄可合羌活、防风散在表之寒，防寒凉之冰伏，亦可合柴胡、威灵仙引肌腠之热外出，祛肌腠之湿，大枣可谓画龙点睛，既可调和诸药，也可辅助正气，亦可合麻黄、生姜辛甘化阳，以助卫阳。全方寒热并用，表里同治，虚实兼顾，效如桴鼓。

# 第六章 哮病

# 第一节　哮病概述

《证治汇补》中有言，“哮即痰喘之久，而常发者”，哮病是由于宿痰伏肺，遇诱因或感邪引触，以致痰阻气道，肺失肃降，痰气搏击所引起的发作性痰鸣气喘疾患。发作时喘促而喉中如水鸡声者谓之哮。《黄帝内经》中“喘鸣”“喘呼”之类与哮病的发作特点相似。

《金匮要略》提及的“上气”具体描述了哮病发作时的典型症状，并从病理上将其归属于痰饮病中的“伏饮”，为后世顽痰伏肺一说奠定基础。《诸病源候论》则称此病为“呷嗽”，指出“痰气相击，随嗽动息，呼呷有声”是本病之病理，治疗时应当加消痰破饮之药。《圣济总录》亦认为治宜调顺肺经，仍加消痰破饮之剂。而元代朱丹溪则是集大成者，摒弃既往对此病笼统的称谓，首创“哮喘”之病名，阐明痰是病发的主要病机，更提出了“未发以扶正气为主，既发以攻邪气为急”的治疗原则。《医学正传》则进一步对哮与喘作了明确的区别。

甄氏认为，哮病并非一朝一夕可致，哮者必有夙根，或内伤，或外感，或素体虚弱，内有壅塞之气，膈有胶固之痰，闭拒气道，搏击有声，发为哮病。外感者，有外邪侵袭外感风寒或风热之邪，失于表散，邪蕴于肺，壅阻肺气，气不布津，聚液生痰；亦有闻及异物如花粉、尘埃等，肺失宣降，凝津成痰。内伤者，古有“食哮”“鱼腥哮”“卤哮”“糖哮”“醋哮”等名，多为过食肥甘厚腻，脾失健运，饮食不归正化，痰浊内生而病哮。先天不足而哮者谓幼稚天哮，《临证指南医案·哮》中已有记载，多以肾虚为主；素人久病，肺气亏虚，气不化津，痰饮内生；或病后阴虚火旺，热蒸液聚，痰热胶固而病哮，此二者以肺脾虚为主。

丹溪云：“哮病专主于痰”，哮病诱因虽多，但都离不开痰，即是“伏痰”遇感引触。凡肺不能布散津液，脾不能运化精微，肾不能蒸化水液，以致津液凝聚成痰，伏藏于肺，成为发病的潜在“夙根”，而诸多邪气触动停积之痰，痰随气升，气因痰阻，痰气壅塞于气道，气道狭窄挛急，通畅不利，肺气宣降失常而喘促，痰气相互搏击而致痰鸣有声。

哮因寒诱发，素体阳虚，痰从寒化，属寒痰为患则发为冷哮；若因热邪诱发，素体阳盛，痰从热化，属痰热为患则发为热哮。或由痰热内郁，风寒外束，则为寒包火证。寒痰内郁化热，寒哮亦可转化为热哮。

除之阴阳，哮病亦需分虚实，哮病为本虚标实之病，标实为痰浊，本虚为肺脾肾虚。痰浊而导致诸脏虚衰；肺、脾、肾虚衰又促使伏痰凝炼，故此本虚与标实互为因果，相互影响，这就是为什么本病难以速愈和根治。哮病发作时痰阻气闭，乃邪实；间歇期以肺、脾、肾等脏器虚弱之候为主，表现为短气、疲乏，乃本虚；亦有邪实与本虚错综并见之象，外感之时，肺肾两虚而痰浊又复壅盛，此病难治矣，甚者命门之火不能上济于心，则心阳亦同时受累，甚至发生“喘脱”危候。

甄氏结合数年临床经验，认为哮病治则当师张仲景之“未发时以扶正为主，既发时以攻邪为主”。发作时痰阻气道为主，故治以祛邪治标，豁痰利气，或散其风，或温其寒，或清其火。缓解期本虚为多见，故治以扶正固本，阴虚者补其阴，阳虚者补其阳，肺虚者补肺，脾虚者健脾，肾虚者益肾。邪实与本虚错综并见者，当攻补兼施；寒热错杂者，当温清并用。攻补当适宜，过犹不及，阴阳须辨明，勿误诊治。

咳嗽变异性哮喘，属于哮喘范畴，多种刺激因素引起气道高反应性所致，常有过敏性鼻炎、荨麻疹、家族性哮喘、药食物或接触物过敏史等。体质以特禀质、阳虚质及气虚质为主，根据疾病所处阶段的不同，又分为急性期、缓解期。急性期常因肺气不足、风邪侵袭而发病，故以疏风解痉止咳立法；缓解期则以平调体质为主，从温阳益气、固护卫表、调脾补肾为出发点辨证治疗。

## 第二节 哮病案

**【案一】** 司徒某，女，36岁，2003年4月20日初诊。

5年前开始易患感冒，并会出现反复咳嗽伴有气喘，遇冷空气或闻及刺激性气味时尤为明显，曾就诊于某医院明确诊断为支气管哮喘，平时服用沙美特罗替卡松规范治疗，但效果不佳，仍会经常反复发作。1周前不慎受凉出现咳嗽，咳痰，色白，伴有明显气促，夜间尤甚，自行服用顺尔宁、吸入沙美特罗替卡松等药物后症状缓解不显，遂来门诊就诊。症见：咳嗽，痰白，气促，喘憋胸闷，口干，口苦，无发热恶寒，纳眠一般，二便调，舌黯，苔白，脉细。

西医诊断：支气管哮喘

中医诊断：哮证

辨证：风寒犯肺，肺失宣降

治法：温肺散寒，化痰平喘

处方：

蜜麻黄 10 克　苦杏仁 10 克　紫菀 15 克　紫苏子 15 克
射干 20 克　浙贝母 20 克　地龙 20 克　法半夏 15 克
桑椹 20 克
共 5 剂。

2003 年 4 月 25 日二诊：服药第 3 天，不慎受风后出现鼻塞流涕，打喷嚏，头痛，眼睛干涩，发胀等外感表证，停用原方，在上方去桑椹、地龙、法半夏等；加桂枝 10 克、白蒺藜 15 克、羌活 15 克、紫苏叶 15 克，防风 15 克加大祛风、散寒、解表力度。共 7 剂。

2003 年 5 月 2 日三诊：鼻塞流涕、打喷嚏、头痛等外感表证逐渐消失，但仍有咳嗽，咳痰，活动后气促未见明显缓解，胃纳一般，眠尚可，二便调，舌淡红，苔薄白，脉弦。上方去白蒺藜、羌活、紫苏叶等；加乌梅 15 克敛肺止咳，麦冬 20 克润肺生津止咳，盐山萸肉、补骨脂、桑椹各 20 克补肾纳气平喘。共 7 剂。后间断门诊用药 2 周，诸症悉平。

按：中医认为哮证发作皆因宿痰内伏于肺，复加外感、饮食、情志、劳倦等因素，以致痰阻气道、肺气上逆所致。而本患者因不慎受凉，致使外邪犯肺，引动伏痰，发为哮喘。如《素问·玉机真脏论》篇云："是故风者百病之长也，今风寒客于人，……病人舍于肺，名曰肺痹，发咳上气。"《王旭高临证医案》亦云："痰恋不化，气机阻滞，一触风寒，喘即举发。"风邪侵袭，触动宿痰，痰随气升，气因痰阻，相互搏结，壅塞气道，肺气宣降失常，故可见咳嗽、咳痰、气促；舌黯，苔白，脉细均为风寒犯肺，肺失宣降之象。甄氏认为哮证治当依据"既发时以攻邪气为急，未发时以扶正气为主"为原则。首诊以治标为主，兼以固本。治疗上予以蜜麻黄辛温散寒、宣肺平喘，射干下气平喘，苦杏仁宣肺止咳，紫菀、紫苏子降气平喘，地龙解痉祛风，法半夏、浙贝母化痰止咳，桑椹补肾纳气；二诊因患者复感风邪，外感症状加重，故加入防风、羌活、紫苏叶等祛风散寒之品，专于解表散寒；待三诊时表证已解，当加大扶正之力，故加入桑椹、补骨脂、盐山萸肉等药补肾纳气平喘。该患者平素易感冒，每因气候变化而诱发哮喘，此乃肺卫虚弱，不能充实腠理，外邪易侵袭肌表。另外，肾乃先天之本，五脏之根，精气充足则根本得固，如肾阳不足，则无以化气卫外，致使机体易感非常之邪。且肾与肺为子母关系，子虚必夺母气而自养，肾虚者必易致肺虚，因此补益肾气也尤为重要。治疗哮喘应遵从"发作期不能全从标治，当治标顾本，缓解期亦不能全恃扶正，当治本顾标"的原则，方能达到长期缓解的目的。

**【案二】** 焦某，男，57 岁，2001 年 12 月 10 日初诊。

患者10年前开始出现反复咳嗽，咳痰，天气变化或闻及冷空气、刺激性气味咳嗽尤甚，严重时还伴有喘促，曾就诊于本市某西医院，行胸片、支气管激发试验等相关检查后，诊断为支气管哮喘，予以规范的药物治疗，症状控制尚可。但近1年，哮喘发作日渐频繁，气温稍转凉，即诱发咳嗽、喘促加重，遂于门诊寻求中医药治疗。症见：咳嗽，咳痰，痰色青白相间，夜间尤甚，伴有喘促，活动后加重，周身疲倦乏力，汗出多，口干黏，无口苦，纳眠欠佳，二便尚调。舌淡，苔白腻，脉弦细。

西医诊断：支气管哮喘

中医诊断：哮证

辨证：脾肾两虚，寒痰束肺

治法：补肾健脾，温肺化痰

处方：

蜜麻黄10克　射干15克　紫苏子15克　五味子10克
蜜百部15克　浙贝母20克　白术20克　补骨脂20克
黄芪20克　淫羊藿15克

共7剂。

2001年12月17日二诊：咳嗽，咳痰减少，但仍有明显的活动后气促，汗出多，肢体怕冷，胃纳一般，二便调，舌淡红，苔薄白，脉弦细。考虑患者脾肾阳虚，遂于原方基础上去蜜百部等；加熟附子10克、肉桂（焗）3克去体内沉寒，巴戟天15克温补肾阳。共7剂。

2001年12月25日三诊：偶有咳嗽，少痰，活动后喘促明显缓解，症状趋于平稳，纳眠尚可，二便调，舌淡红，苔白，脉沉细。遂于上方去熟附子、肉桂等；加桑椹20克补肾固精。共7剂。间断门诊治疗3月余，逐渐停用沙美特罗替卡松等吸入性药物，目前每一季度复诊，至今5年哮喘再未发作，诸症悉平。

按：哮喘极为顽固，经常反复发作，迁延不愈。此患者年老，病程日久，反复发作，加之长期服用药物，体质愈加虚弱，久之肺、脾、肾三脏俱虚。肺气日渐耗散，必然累及脾肾，脾虚则不能运化水谷，输布精微，痰浊更易滋生；中气不足，无以养肺，则肺气更虚，卫外不固，极易因外邪侵袭而诱发此病；肾虚则气失摄纳而喘促更甚。因此，对于反复发作的年老患者，治疗要始终抓住肺脾肾，进而祛除宿肺之寒痰，即“标本兼顾、扶祛共施”。如《景岳全书》云：“喘有夙根，……然发久者，气无不虚，故于消散中宜酌加温补，或于温补中宜酌加消散”。首诊治疗上予以蜜麻黄宣肺平喘，紫苏子降气平喘，二者为伍，一宣一降，共奏平喘之效；射干制紫苏子之燥，蜜百部、浙贝母化痰止咳；五味子收敛耗散之肺气；黄芪补肺固表，白术健脾益气，补骨脂、淫羊藿温补肾阳；二诊患者喘促无明显缓解，且伴有肢冷、汗出多，考虑为脾肾阳气亏虚，卫外之阳不固故汗出，阳气不能温养于外则肢冷，当加大温补脾肾之阳力度，加熟附子、肉桂、巴戟天温补脾肾之阳；三诊时患者诸症渐平，当续以桑椹培补肺脾肾之气，从本调治。

**【案三】** 丁某，女，29岁，2001年10月30日初诊。

患者5个月前久吹空调而不慎感冒后出现咳嗽，伴有咳痰，痰色白质稀，量不多，鼻塞流涕，未见发热恶寒，稍感疲倦乏力。服用家中常备感冒药后，鼻塞流涕等症稍有缓解，但仍有明显的咳嗽，闻及油烟等刺激性气味尤感咽痒不适，喘促胸闷。遂至本市某医院就诊，查胸片、支气管激发试验检查等，诊断为支气管哮喘，给予沙美特罗替卡松及强力枇杷露、止咳糖浆等中成药治疗后有所缓解，但近1周，患者咳嗽频剧，且痰量增多，色黄白相间，遂来门诊寻求中药治疗。症见：咳嗽，伴有咳痰，痰黄质黏，量多，咯吐不爽，夜间平卧时喉间可闻及喘鸣音，时有气喘，活动后加重，少许鼻塞流涕，怕风，口干，纳眠一般，小便黄，大便干，舌红，苔黄，脉滑数。

西医诊断：支气管哮喘

中医诊断：哮证

辨证：风寒化热，肺失宣肃

治法：疏风散寒，清热宣肺

处方：

| | | | |
|---|---|---|---|
| 蜜麻黄10克 | 浙贝母20克 | 蜜枇杷叶15克 | 前胡15克 |
| 紫菀15克 | 紫苏叶15克 | 苦杏仁10克 | 防风10克 |
| 橘红10克 | 麦冬20克 | | |

共4剂。

2001年11月5日二诊：鼻塞流涕等外感症状已完全消退，但仍有咳嗽、咳痰，且痰较黏稠难咯，口干，胃纳尚可，小便调，大便偏干，舌淡红，苔薄黄，脉弦滑。考虑患者风寒之邪已去大半，但部分寒邪郁而化热，伤其肺阴，故原方中去前胡、紫苏叶、防风等；加五味子10克敛肺止咳，知母15克清泄肺热，布渣叶15克清热化痰，玄参20克养阴生津。共7剂。

2001年11月13日三诊：患者咳嗽、咳痰症状明显改善，痰质渐稀易咯，自诉近日口干渴，欲饮，偶觉咽部阻塞感，腰酸，纳眠尚可，二便调，舌淡红，苔薄白，脉弦。考虑患者痰热伤肺阴，久则累及肾阴，故于上方中加盐山萸肉20克滋补肾阴、关黄柏10克降相火。共7剂。

按：热哮是哮喘中常见的证型，多表现为喉中哮鸣，咳痰色黄或白，黏腻稠厚，面红口渴，舌苔黄腻，脉滑数等。如《鸡鸣录·哮喘》言：“热哮，俗名痰火，口渴苔黄，小溲短赤者是也。”本患者病初因外感风寒，侵袭肺卫，致使肺气不宣，表现为咳嗽、鼻塞流涕；寒邪客肺，气不布津，凝聚为痰，故咳痰质稀色白。因未能及时祛邪外出，病情进一步演变，病邪入里化热蕴于肺中，熏蒸痰液，故痰色由白转黄，且质稠难咯，痰阻气道，使气道狭窄，肺气不利，宣降失常，引动积痰便闻及哮鸣音；肺热伤津，可致口干。舌红，苔黄，脉滑数均为风寒化热，肺失宣肃之象。治疗上，首诊时患者仍有外感之象，当以疏风散寒，清热宣肺为主。予以蜜麻黄、紫苏叶、防风疏风解表、宣肺散寒，蜜枇杷叶兼清肺热，前胡、紫菀降气止咳，苦杏仁、浙贝母、橘红化痰止咳，麦冬养肺阴；二诊时，患者外邪已除半，寒邪郁而化热，肺阴已伤，当加大清泄肺热力度，同时滋养肺阴，故加知母、布渣叶、玄参等品；三诊时，患者诸症均有改善，但诉仍觉口干渴，考虑为痰热盛伤肺阴，久则累及肾阴，致使肺肾阴虚，阴虚生内热，津液不能濡润上承则愈加口干，虚火上炎熏灼咽喉则觉咽部阻塞感，故加入盐山萸肉滋补肾阴，另予关黄柏清热泻相火，随访乃愈。

**【案四】** 徐某，女，27 岁，2004 年 4 月 23 日初诊。

患者 5 个月前不慎受凉出现咳嗽、咳痰，痰色白质稀，自行服用感冒药后症状暂时缓解。恰逢冬季，气候变化较大，反复感冒后出现咳嗽症状，咳甚伴有气喘，喉间能闻及哮鸣音。1 月前至我院就诊，经胸片、肺功能、支气管激发试验检查，诊断为支气管哮喘，给予以顺尔宁、酮替芬等药治疗后，咳喘稍有平息，但患者自觉近日闻及刺激性气味极易咳嗽，且周身畏寒，遂至我院门诊复诊，症见：咳嗽，咳痰，痰色白呈泡沫状，咯吐不爽，伴有活动后气喘，喉间哮鸣有声，形寒怕冷，胃纳差，眠一般，小便调，大便偏烂，舌淡，苔白厚，脉细。

西医诊断：支气管哮喘

中医诊断：哮证

辨证：寒痰阻肺，肺失宣降

治法：温肺化痰，止咳平喘

处方：

| | | | |
|---|---|---|---|
| 橘红 10 克 | 细辛 3 克 | 蜜百部 15 克 | 蜜枇杷叶 15 克 |
| 太子参 10 克 | 大枣 20 克 | 前胡 15 克 | 紫菀 15 克 |
| 紫苏子 15 克 | 蜜麻黄 10 克 | 射干 15 克 | 金荞麦 30 克 |

共 7 剂。

2004 年 5 月 2 日二诊：咳嗽逐渐缓解，喉间痰鸣音也明显减轻，但自诉近日工作压力较大，总觉胸闷不适，呼吸不畅感，喜叹息，胁肋部胀痛，胃纳一般，小便调，大便偏烂，舌淡红，苔白，脉弦细。考虑患者气机升降失调，上方去金荞麦、大枣、蜜麻黄、射干等；加郁金15克疏肝理气、白芍15克柔肝养肝，炒麦芽20克健脾和胃。共7剂。

2004年5月9日三诊：患者诸症改善，考虑其哮喘发作渐止，可加平补肺肾之剂，于二诊方中去紫苏子、紫菀等；加黄芪30克补肺固表，淫羊藿15克、补骨脂20克填精益肾。共7剂。

按：《临证指南医案·哮》云："宿哮……沉痼之病……寒入背俞，内合肺系，宿邪阻气阻痰。"《医学妙谛》云："此症初感外邪，失于表散，邪伏于里，留于肺，时发时止，淹缠岁月。"此患者反复感受外邪，"伏痰"遇感引触，痰随气升，气因痰阻，相互搏结，壅塞气道，通畅不利，肺气宣降失常，故见反复咳嗽、喉间痰鸣、气息喘促；寒邪外侵，阴盛于内，阳气不能宣达，故见形寒怕冷；舌淡，苔白厚，脉细均为寒痰阻肺，肺失宣降之象。治疗当以温肺化痰，止咳平喘。初诊用蜜麻黄、细辛温肺散寒，宣肺平喘，射干利咽化痰，前胡、紫菀宣降肺气，蜜百部、蜜枇杷叶、金荞麦化痰止咳，紫苏子降气平喘，大枣补脾和中；二诊时，患者自感有叹息样呼吸，考虑其情志因素再度诱发。肝在五行中属木，主升，主动。肝主疏泄，具有调节气机、调畅情志、通利气血的作用。患者工作压力大，继而影响情绪，肝失条达，肝气郁结，气机不畅，肝升肺降失序，肝气上逆则见胸闷、呼吸不畅、叹息样呼吸。故于二诊方中加入郁金疏肝理气，白芍养阴柔肝，收敛肺气，防辛散伤津，肝气得疏，肺气得畅，气机通利，升降有序，诸症悉平；三诊时，哮喘进入稳定期，"缓则治其本"，故予以黄芪、淫羊藿、补骨脂平补肺肾之品益气固表，补肾填精，以固其本。

**【案五】** 王某，女，16岁，2013年8月11日初诊。

患者自幼体弱易病，天气转凉或闻及刺激性的气味便会鼻塞、流涕、喷嚏不止。起初家人以为是衣物增减不及时而频现感冒，后在某儿童医院诊断为过敏性鼻炎。未予以系统治疗，病情经常反复。5年前患者一次不慎受凉后再次出现了鼻塞、流涕，同时还伴有咳嗽，夜间、晨起及活动后尤为明显，咳甚时还伴有气喘，遂至某医院就诊，行胸片检查，提示正常，肺功能、支气管激发试验提示支气管哮喘，给予沙美特罗替卡松规范治疗，间断服用万托林、氨茶碱等药物解痉平喘，病情得以控制。2周前患者不慎在空调房受凉后再次诱发哮喘发作，自行使用沙美特罗替卡松等药物后稍有缓解，但仍有频繁咳嗽，气紧等不适，遂至门诊治疗。症见：咳嗽，咳痰色白，量不多，夜间咳嗽明显，伴有活动性气喘，鼻塞鼻痒、流清涕，喷嚏频发，时有胸闷，纳眠尚可，小便调，大便偏烂，舌淡红，苔白，脉弦细。

西医诊断：支气管哮喘

中医诊断：哮证

辨证：风寒袭肺，肺失宣降

治法：疏风散寒，止咳平喘

处方：

| | | | |
|---|---|---|---|
| 橘红 10 克 | 细辛 3 克 | 五味子 10 克 | 紫苏子 15 克 |
| 射干 10 克 | 蜜麻黄 10 克 | 炒白术 10 克 | 紫菀 15 克 |
| 蜜枇杷叶 15 克 | 桑椹 15 克 | 苦杏仁 10 克 | 苍耳子 15 克 |
| 防风 10 克 | | | |

共 7 剂。

2013 年 8 月 20 日二诊：咳嗽逐渐减轻，无明显气喘，但仍有鼻塞、鼻痒、打喷嚏、腰酸等不适，胃纳一般，小便调，大便烂，舌淡红，苔薄白，脉弦细。上方加鸡血藤 20 克疏风通络活血，同时加大祛风力度。共 5 剂。

2013 年 8 月 26 日三诊：患者诸症改善，偶有咳嗽，夜间时有气喘，无鼻塞流涕、打喷嚏等不适，纳眠尚可，二便调，舌淡红，苔薄白，脉沉细。逐渐进入缓解期，可添加补肺健脾益肾之品，于二诊方中去蜜麻黄、射干、紫苏子、苍耳子等；加黄芪 30 克补肺固表，淫羊藿 20 克、菟丝子 20 克温补肾阳，炒麦芽 20 克健脾益气。共 7 剂。

随访病情稳定，未再复发。

按：据文献报道约有 80%~90% 的哮喘病患者伴有鼻炎，而约有 40%~50% 的过敏性鼻炎伴发哮喘，二者虽然病变部位、症状轻重不同，但常同时伴发而存在。伴有鼻炎的哮喘病机独特，鼻下连于肺，肺上通于鼻。肺气贯通于整个肺系，上达鼻窍，肺气充沛，肺系功能正常，肺鼻协调，共同完成肺气之“宣”与“降”的功能，使精气、卫气上注清窍，鼻窍得以濡养，护卫而通利，嗅觉敏锐。本患者素体气虚，肺气不足，风寒之邪极易反复乘虚袭击，鼻为肺之窍，首当其冲，鼻窍不利，鼻塞气阻，极易引起肺气宣降失职。临床除见喘息胸闷、呼吸困难以外，多可见到鼻痒、鼻塞、打喷嚏、流涕等风寒之邪袭鼻候。此患者不慎感受风寒之邪，从口鼻而入，鼻鼽发作，则鼻窍抗邪能力下降，下走气道，外邪直袭于肺，肺气不利，升降失司，风邪引动伏痰搏击气道，气道挛急则哮病发作。因此，治疗应肺鼻同治，急性期当疏风通窍、止咳平喘。予以射干、蜜麻黄宣肺平喘，橘红、细辛温肺化痰，五味子敛降肺气，防风祛风力强，为“治风之通用药”，苍耳子发散风寒、通鼻窍，炒白术健脾，桑椹补肾；二诊中考虑患者风邪之征明显，“治风先治血，血行风自灭”，故加用鸡血藤以祛风活血，行气通络；三诊中患者已渐入缓解期，当倾向于调理肺、脾、肾三脏的功能，来改善机体的内环境，提高机体卫外功能，从补虚来达到治病求本的目的，正所谓“正气存内，邪不可干”。

【案六】唐某，女，45岁，2009年4月16日初诊。

患有慢性支气管炎10年余，天气转凉即出现鼻塞、咽痒不适，咳嗽频繁，平素未进行规范的药物干预，偶尔咳嗽严重时自行服用止咳药缓解症状。逐渐演变至天气变化明显时即咳，咳甚时还出现了咳痰、喘促不适等症状，遂至某三甲医院就诊，经过支气管激发试验、胸部CT等辅助检查，明确诊断为支气管哮喘、支气管扩张症，给予吸入信必可，口服抗生素、氨茶碱等药物综合治疗，病情时有反复。去年8月，患者不慎受凉后再次出现咳嗽，咳痰量多，痰色黄可咯出，伴有活动后气喘，遂至医院就诊，予以抗生素、解痉平喘、止咳化痰等治疗后，病情可控制。但近半年来咳喘加重，咯脓痰，遂至门诊就诊。症见：咳嗽，痰多色黄，可咯出，时有气促，活动后加重，面黄，口唇紫，杵状指，胃纳差，夜眠一般，二便调，舌黯，苔微黄，脉弦。

西医诊断：支气管哮喘合并支气管扩张症

中医诊断：哮证

辨证：脾虚痰阻，肺失宣降

治法：健脾化痰，宣肺平喘

处方：

炒麦芽20克　炒六神曲20克　浙贝母20克　前胡10克
炒白术20克　桑椹20克　炒薏苡仁20克　蜜麻黄5克
紫苏子10克　射干15克

共7剂。

2009年4月25日二诊：咳嗽稍有减轻，痰量较前减少，仍有活动后气促，夜间为主，胃纳尚可，二便调，舌黯红，苔薄黄，脉弦细。于上方中去浙贝母、炒薏苡仁等；加橘红5克、细辛3克温肺散寒止咳，党参、熟附子各15克温阳补气，蜜枇杷叶15克清热化痰。共7剂。

2009年5月4日三诊：患者诸症较前明显改善，无明显气促，口干烦渴，胃纳尚可，二便调，舌淡黯，苔微黄，脉弦。遂去紫苏子、前胡、熟附子等；加麦冬、石斛各15克益胃生津、清虚热，补骨脂15克补肾纳气平喘、涩元气。共5剂。

按：支气管哮喘属于中医学“哮病”范畴，宿痰内伏是哮病发病的关键，宿痰伏肺，遇到各种诱因而发，哮病的发生，正如《证治汇补》所言“内有壅塞之气，外有非时之感，膈有胶固之痰，三者相合，闭拒气道，搏击有声，发为哮病”。而支气管扩张归属于中医学“肺络张”“咳嗽”“咯血”等范畴，具有本虚标实，虚实兼杂的特点。肺为华盖之腑，肺气亏虚或先天禀赋不足，外邪犯肺，损伤肺气或病久不愈，子盗母气，致使肺不布津，脾失健运，酿湿成痰，并且“脾为生痰之源，肺为贮痰之器”，痰液上贮于肺。患者经常处于多痰的状态，郁久化热，煎熬津液，化为痰热。痰为二者共同的发病基础。本患者素体虚弱，易感外邪，外邪袭肺，触动宿痰，痰邪相搏致气道痉挛，肺气宣降失常，发为哮证。其病愈后但正气受伤，体质愈发虚弱，致使痰深伏于肺。此后，外邪反复入侵，迁延日久，损伤肺络则可引发肺络张。治疗当以祛痰为主，痰去则喘平。初诊时予炒麦芽、炒白术健脾益气，脾健则痰无处生，以浙贝母清热化痰，炒六神曲下气消痰，蜜麻黄、射干、紫苏子共奏宣肺下气平喘之效，前胡止咳化痰，炒薏苡仁健脾兼以清热；二诊时考虑久病阳气虚弱，在治疗标实之痰热时，加用党参、熟附子以甘温补脾、益气温阳；三诊患者少许口干心烦，考虑痰热伤及心肺阴液，予以麦冬、石斛养心肺阴液，病情经久不愈，愈渐伤肾，加用补骨脂温阳益肾。综上，该患者外邪侵袭为标，肺脾肾虚贯穿病程始末，无论何期，皆应酌情扶正以固本。

**【案七】** 陈某，女，55 岁，2004 年 9 月 24 日初诊。

患者近 6 年来反复感冒咳嗽，自服感冒冲剂后鼻塞流涕、打喷嚏等外感症状好转，但仍咳嗽，遂又自服了止嗽糖浆、蛇胆川贝口服液等，咳嗽稍有好转，此后反复间断咳嗽，干咳为主，有时夜间咳甚还伴有气喘。患者未予以重视，未至医院就诊详细检查及规范用药治疗。直至今年 4 月份，患者不慎感冒后再次出现咳嗽加重，伴有明显气喘、呼吸不畅、胸闷等不适，遂至某人民医院就诊，根据肺功能及其他辅助检查，明确诊断为支气管哮喘，经住院治疗后好转出院，并未规律使用信必可等吸入剂，随后稍有不慎咳喘便会反复发作。1 周前，患者咳嗽、咳痰、气喘症状加重，服药及雾化后疗效欠佳，遂至门诊就诊。症见：咳嗽，干咳为主，咽痒即咳，咳痰，痰黏色白，易咯出，气喘，活动后加重，胸闷，喷嚏，汗出多，自诉平素怕冷，舌尖有灼热感，口干涩，纳眠尚可，二便调。舌淡黯，苔白，脉沉细。

西医诊断：支气管哮喘

中医诊断：哮证

辨证：寒邪袭肺，肺脾肾虚

治法：宣肺散寒，健脾补肾

处方：

| | | | |
|---|---|---|---|
| 蜜麻黄 10 克 | 橘红 5 克 | 细辛 3 克 | 蜜枇杷叶 15 克 |
| 前胡 15 克 | 紫菀 15 克 | 苦杏仁 10 克 | 炒麦芽 20 克 |
| 北沙参 20 克 | 桑椹 20 克 | 射干 15 克 | |

共 14 剂。

2004 年 10 月 8 日二诊：患者服药两周后咳嗽、气喘症状明显缓解，但仍感舌尖灼热，痰多，口干涩不适，胃纳差，小便调，大便偏烂，舌淡红，苔薄白，脉沉。遂于原方中加玉竹、百合 20 克养阴清肺，祛痰止咳，白术 20 克、太子参 10 克补肺健脾。共 14 剂。

2004 年 10 月 22 日三诊：诸症较前明显改善，近日感觉腹部时有肠鸣音，大便稍黏腻，于二诊方中去玉竹、百合、北沙参等滋阴之品；加党参 20 克，甘温补中、和脾胃、促健运、益气，菟丝子、淫羊藿各 15 克固肾。共 14 剂。

按：哮证的病机是宿痰内伏，因感受外邪或其他因素而诱发，如《症因脉治》云："哮病之因，痰饮留伏，结成窠臼，潜伏于内，偶有七情之犯，饮食之伤，或外有时令之风寒，束其肌表，则哮喘之症作矣。"本病由于反复发作，病程较长，机体肺肾之气日渐亏虚，当患者再次感受寒邪之后，新邪引动伏痰，痰气交阻，上壅于肺而出现咳嗽、气喘、打喷嚏、胸闷；寒邪外感，卫阳被郁而出现恶寒；寒邪郁而化热而出现舌尖有灼热感，口干涩等不适；舌淡黯，苔白，脉沉细均为寒邪袭肺，肺脾肾虚之象。往往哮证发作时表现为邪实正虚的错杂现象。因此，治疗时必须标本兼顾，发作期治肺的同时，也应兼顾脾肾。另外，痰为哮病夙根，脾为生痰之源，肾为气之根，脾肾互资，温补肾阳、肾气可增强脾之化痰功效。此患者病初肺部标实症状为主，予以蜜麻黄、射干宣肺下气平喘，橘红、细辛温肺止咳，前胡、紫菀宣肺化痰，北沙参养阴润燥，辅以桑椹填充精血、养阴摄阳；二诊时患者自诉仍有舌尖灼热、口干涩症状，考虑病久伤肺阴，加大滋阴润肺力度，予以玉竹、百合、太子参，同时佐以白术促进脾运以防滋腻；三诊患者诸症明显改善，但出现大便黏腻症状，考虑为滋阴之品寒凉有碍胃肠所致，故去玉竹、百合、北沙参等药，加党参补益肺脾，菟丝子、淫羊藿温补肾阳，补命门之火，诸药相配，共奏扶助正气之功。

**【案八】** 谭某，男，31 岁，1999 年 3 月 4 日初诊。

患者 5 年前开始反复咳喘，就诊于当地某医院诊断为支气管哮喘，给予美卓乐、沙美特罗替卡松等药物治疗后病情得到控制，但天气变化或闻及异味时极易反复，咳甚时伴有明显喘促。3 月前，患者于我院行体检时，进行肺功能检查，支气管激发试验呈阳性，提示气道反应性增高。近 2 周患者自觉活动后出现气促不适，咳嗽，喉间有痰但难以咯出，自行使用美卓乐、万托林后症状改善不明显。遂于门诊就诊。症见：咳嗽，咳痰，不易咯出，伴有活动后气促，少许咽痒咽痛，面色㿠白，平素怕冷，汗出多，手足冰凉，腰酸，纳眠尚可，二便调，舌黯红，苔白微腻，脉细。

西医诊断：支气管哮喘

中医诊断：哮证

辨证：肺肾亏虚，痰阻于内

治法：补肺益肾，化痰平喘

处方：

| | | | |
|---|---|---|---|
| 淫羊藿 20 克 | 蜜麻黄 7 克 | 射干 15 克 | 防风 15 克 |
| 桂枝 10 克 | 大枣 20 克 | 太子参 10 克 | 紫苏子 15 克 |
| 浙贝母 20 克 | 前胡 15 克 | 紫菀 15 克 | |

共 7 剂。

1999 年 3 月 11 日二诊：患者服药咳嗽减轻，痰液也渐可咯出，但仍有喘促不适，纳眠差，二便调，舌淡红，苔薄白，脉弦细。去前胡、浙贝母；加地龙 10 克息风解痉平喘、橘红 10 克下气消痰；另仍有手足不温、平素怕冷、汗出多等，考虑其素体阳虚明显，去防风、桂枝等；加熟附子 15 克以加大温阳祛寒力度。共 7 剂。

1999 年 3 月 18 日三诊：患者 2 天前不慎外感，咳嗽、咳痰再次加重，痰色黄白相间，还伴有咽干咽痛，少许鼻塞，时有喘促，舌黯红，苔稍黄腻，脉细。考虑外感风邪入里化热，当祛风清热解表与纳气平喘兼顾。遂于二诊方中去地龙，加入防风 15 克、紫苏叶 15 克祛风解表；土牛膝 20 克、玄参、牛蒡子各 15 克疏风清热、解毒利咽，蜜百部 15 克化痰止咳，炒麦芽 20 克健脾和胃。共 5 剂。

按：《景岳全书·喘促》提出："喘有宿根，遇寒即发，或遇劳即发者，亦名哮喘。"又如《齐氏医案》言："盖肺为清虚之腑，一物不容，毫毛必咳。又肺为娇脏，畏热畏寒。"哮喘患者正是如此，一遇外感风邪即可诱发而使肺之宣发肃降功能紊乱。另肾主纳气，肺的呼吸必须有肾的摄纳才能正常运行，若肾不足则无以纳气。此患者素体阳虚，阳虚水泛，痰涎壅盛于上而出现咳嗽、咳痰、气喘，哮喘反复发作，迁延难愈，肺肾愈加亏虚，肾阳不足，水不化气而出现怕冷、出汗多、手脚冰凉、腰酸等不适，舌黯红，苔白微腻，脉细均为肺肾亏虚，痰阻于内之象。治疗当以补肺益肾，纳气平喘。初诊时给予以淫羊藿温补肾阳、桂枝通阳化气，蜜麻黄、射干以宣肺下气平喘，防风祛风解痉，太子参补益肺气，前胡、紫菀以宣肺止咳，浙贝母化痰平喘；二诊时，患者自感四肢不温，考虑阳虚明显，去走表之品加熟附子加大温阳力度，其大辛大热之品，走而不守；三诊时，患者不慎外感风邪，结合相应外感症状，考虑外感风邪入里化热，当着重疏风清热，故在纳气平喘的同时，加用防风、紫苏叶祛风解表，土牛膝、玄参、牛蒡子疏风清热、解毒利咽，炒麦芽健脾和胃，托住中焦，祛邪与补虚兼顾。

**【案九】** 方某，男，72 岁，2011 年 4 月 21 日初诊。

患者 10 年前出现胸闷、呼吸不畅，每于活动过量、受凉感冒、天气变化、闻及刺激性气味时加重，对症处理或休息后症状稍有改善，故未予系统诊治。8 年前无明显诱因出现活动后气促，休息后症状未改善遂就诊于深圳某中医院，行肺功能检查后诊断为支气管哮喘，给予吸入沙美特罗规范治疗，此后症状控制尚可。近 1 年来，患者自觉症状逐渐加重，稍微活动就会出现气促，伴有胸闷不适，尚可平卧，间有咳嗽，曾间断至当地中医院就诊，服用数剂中药后症状无明显缓解，遂至门诊就诊。症见：气促，活动后加重，可平卧，偶有咳嗽，痰量不多，疲倦乏力，胃纳一般，腰酸，夜尿 2~3 次 / 晚，大便调，舌淡黯，苔白，脉沉细。

西医诊断：支气管哮喘

中医诊断：哮证

辨证：肺肾气虚，摄纳无权

治法：温肾纳气，宣肺平喘

处方：

| | | | |
|---|---|---|---|
| 橘红 10 克 | 细辛 3 克 | 熟附子 15 克 | 蜜枇杷叶 15 克 |
| 前胡 15 克 | 苦杏仁 10 克 | 黄精 15 克 | 五味子 10 克 |
| 蜜麻黄 10 克 | 射干 15 克 | 紫苏子 15 克 | 淫羊藿 10 克 |

共 14 剂。

2011 年 5 月 5 日二诊：气促稍有改善，已无咳嗽、咳痰，畏寒，胃纳一般，二便调，舌淡黯，苔薄白，脉细。上方去前胡、苦杏仁等宣肺止咳之品；加巴戟天、菟丝子各 20 克继续温肾纳气止促，当归 10 克补血活血。共 14 剂。

2011 年 5 月 19 日三诊：患者自诉前几日不慎受凉后气促症状再次加重，夜间难以平卧，伴有周身疲倦乏力，偶觉头晕，夜间难以入睡，胃纳尚可，二便调，舌黯红，苔薄黄，脉沉。考虑外感邪气后已渐入里化热，故可见舌苔薄黄，夜间难以入睡亦热扰心神所致，遂去熟附子、淫羊藿、巴戟天、菟丝子等一众温补之品；加桑白皮 15 克泻肺平喘，炒白术、党参各 20 克健脾益气，甘草 5 克调和诸药。共 14 剂。

按：哮证，其病位在肺，但与脾肾密切相关。若脾虚不能运输水津、肾不能蒸化水液，均可致津液凝聚成痰，上干于肺，成为发病的潜在病理因素。发作期邪实者以治肺为要，缓解期正虚为主者，则当以调补脾肾。此患者病久喘促由肺及肾，继而导致肾气不足，摄纳无权，平时亦可见气促不适。如《类证治裁·喘证》云：“肺为气之主，肾为气之根，肺主出气，肾主纳气……虚喘者，呼长吸短，肾不纳气，孤阳无根，治宜摄固。”肾为先天之本，五脏之根，精气充足则根本得固。可见，无论发作期还是缓解期，补肾首当其冲。因此，治疗当以温肾纳气，宣肺平喘为法。予以蜜麻黄、射干宣肺下气平喘，其中蜜麻黄善于宣通肺气，又长于降逆平喘。熟附子大辛大热，走而不守，有温经逐寒，宣通气血之效，橘红、细辛温肺降逆平喘，前胡、紫菀宣肺止咳，蜜枇杷叶化痰止咳，黄精既能补脾又能益肾，淫羊藿温补肾阳之气；二诊时，见患者畏寒，舌质黯淡，考虑为哮证日久，正气亏损，不能贯心脉而朝百脉，进而形成血瘀，遂加入当归补血活血，同时加用巴戟天、菟丝子温肾以纳气止促；三诊时，患者复感，且邪渐入里化热，遂去一众温补之品，予以桑白皮泻肺平喘。疲倦乏力，偶有头晕为脾虚之证，予以炒白术、党参健脾益气，共收扶正祛邪之功。

# 附 咳嗽变异性哮喘

## 咳嗽变异性哮喘案

**【案一】** 谢某，女，50岁，2005年1月21日初诊。

20年前开始出现反复咳嗽，以干咳为主，就诊于当地某医院，查胸片提示：未见异常，给予中药口服后咳嗽有所缓解。但4年前开始咳嗽加重，伴有咽痒，就诊于某医院，查肺功能，诊断为咳嗽变异性哮喘，给予信必可、阿斯美等药物治疗后，仍有咳嗽。6个月前不慎着凉后再次咳嗽加重，伴咽痒、气紧等不适，遂于门诊就诊。症见：咳嗽，夜间加重，咽痒即咳，少痰，质黏，自觉喉中有异物感，每遇冷空气或季节转换之际咳嗽加重，气紧，时有胸闷，无鼻塞流涕，恶寒，胃纳一般，眠差，二便调，舌淡红，苔薄白，脉浮紧。

西医诊断：咳嗽变异性哮喘

中医诊断：咳嗽

辨证：风邪袭肺，肺失宣降

治法：疏风宣肺，解痉化痰，佐以温肾固表。

处方：

| | | | |
|---|---|---|---|
| 淫羊藿15克 | 蜜麻黄5克 | 射干15克 | 紫苏子15克 |
| 五味子10克 | 蜜枇杷叶15克 | 浙贝母15克 | 前胡15克 |
| 紫菀15克 | 麦冬20克 | 太子参15克 | 厚朴15克 |

共7剂。

2005年2月20日二诊：咳嗽较前有所缓解，咽痒，时有呼吸不畅感，伴有胸闷，纳眠一般，二便调，舌淡红，苔薄白，脉细。上方去蜜枇杷叶、浙贝母、前胡、厚朴等；加白术15克、炒麦芽20克以健脾消食益气，紫苏叶15克、防风10克加大疏风散寒之力。共7剂。

2005年3月6日三诊：咳嗽、气紧等较前明显缓解，但3天前不慎着凉后再次出现咳嗽，有痰，胸闷，鼻塞，无发热恶寒等不适，胃纳差，二便调，舌淡红，苔薄白，脉浮。上方加橘红10克、细辛3克温肺散寒止咳，枳壳10克理气宽胸，行滞消胀。共7剂。

2005年3月13日四诊：偶有咳嗽，无咳痰，偶有胸闷，纳眠尚可，二便调，舌淡红，苔薄白，脉沉细。上方去蜜麻黄、紫苏子、射干等；加桑椹、补骨脂各15克固肾。

共5剂。

按：咳嗽变异性哮喘常为慢性、剧烈的刺激性干咳，咽痒、少痰或无痰，每因受风、吸入冷空气或异常气味、活动、情绪激动等因素而使咳嗽加重，可归属于中医“风证”。“风邪之为病，善行而数变”，“风盛则挛急”。故治咳嗽变异性哮喘常需治“风”。此患者主要因肺气失宣，气道挛急所致，加上咳嗽日久，肺卫不固，易感受风邪，而出现咳嗽，咽痒即咳；肺主一身之气，肺失宣降，气机不畅，而出现气紧、胸闷等；舌淡红，苔薄白，脉浮紧均为风邪袭肺，肺失宣降之象。治疗应以疏风宣肺，解痉化痰为主，佐以温肾固表。初诊时用蜜麻黄、射干、紫苏子祛风解痉，蜜枇杷叶、浙贝母、前胡、紫菀降气化痰止咳，淫羊藿温阳固表，五味子收敛肺气，太子参补气生津固表；二诊时咳嗽有所好转，但仍有咽痒等不适，加紫苏叶、防风加大疏风散寒之力，投白术、炒麦芽以培土生金；三诊时不慎着凉，外感风寒，用橘红、细辛加大温肺寒之力；四诊时患者咳嗽减轻大半，无咽痒、气紧等不适，此时进入“缓则治本”，投补骨脂、桑椹固肾。甄氏强调临证时需要审时度势，分清标本缓急，分清主次，随证治之，方可取得较好的临床疗效。

**【案二】** 李某，女，25岁，2011年12月8日初诊。

3年前开始出现咳嗽，气紧，憋闷等不适，起初未予重视，自行服用止咳糖浆后(具体不详)，咳嗽有所好转，但1年前开始咳嗽频繁，气喘，自诉夜间平卧时可闻及痰鸣音，就诊于当地某人民医院行肺功能检查提示：支气管激发试验可疑阳性，给予复方甲氧那明、信必可都保等治疗后，症状有所缓解，但近2个月来咳嗽加重，伴有胸闷等不适，遂于门诊就诊。症见：咳嗽，咽痒即咳，喉咙干，咯黄痰，质黏，不易咯出，口苦，胸闷，呼吸不畅感，胃纳一般，大便干，舌淡红，苔薄黄，脉浮紧。

西医诊断：咳嗽变异性哮喘

中医诊断：咳嗽

辨证：痰热内阻，肺阴耗伤

治法：滋阴清热，化痰止咳

处方：

| | | | |
|---|---|---|---|
| 浙贝母20克 | 桑椹20克 | 紫菀15克 | 乌梅20克 |
| 五味子10克 | 蜜麻黄5克 | 苦杏仁10克 | 生地黄15克 |
| 海蛤壳20克 | 前胡15克 | 甘草5克 | |

共7剂。

2011年12月15日二诊：咳嗽较前有所缓解，仍咽痒，痰多，质黏，胸闷较前有所缓解，口干，口苦，胃纳一般，二便调，舌尖红，苔少，脉细数。上方去敛肺止咳之乌梅、五味子等；加知母、麦冬各15克加强滋肺清热之力，炒黄连5克以清上焦之热，茯苓、陈皮各20克以运脾化火、行气燥湿化痰，桔梗15克以载药上行、化痰利咽。共7剂。

2012年1月5日三诊：少许咳嗽，咽痒稍减，有痰，易咯出，纳眠尚可，二便调，舌淡红，苔薄白，脉细。上方去滋阴清热之生地黄、知母、麦冬、茯苓等；加白术20克加强健脾燥湿化痰之功，防风、紫苏叶各15克祛风散寒，乌梅20克敛肺止咳。共7剂。

2012年1月12日四诊：咳嗽明显减少、晨起及夜晚为主，少许咽痒，夜间平卧时可闻及哮鸣音，胃纳一般，大便偏烂，舌淡，苔薄白，脉细。患者热象已除，故上方去浙贝母、炒黄连等清热之品；加细辛3克温肺祛风，补骨脂10克温肾升阳，桂枝10克助阳化气，五味子10克、紫苏子15克降气敛肺止咳，枳壳15克理气宽中。共7剂。

2012年1月20日五诊：2天前开始出现发热，咽痒咽痛，于当地医院就诊，诊断为外感发热，经治疗后现无发热，咳嗽加重，夜间痰量多，色黄，质黏少痰，口苦，纳眠差，胃纳一般，舌红，苔白，脉数。患者本次来诊为外感后咳嗽加重，急当先治标，故改予浙贝母20克、金荞麦15克、布渣叶10克、紫菀15克、前胡15克清热化痰，蜜麻黄5克祛风解痉，苦杏仁15克降气化痰，麦冬10克润肺止咳，射干15克、桔梗10克、木蝴蝶5克清热利咽止咳。共7剂。

2012年2月5日六诊：偶有咳嗽，痰白，咽痒，夜间气紧，大便偏稀，舌淡，苔薄白，脉细。患者外热已去，上方去前胡、浙贝母、桔梗、金荞麦、木蝴蝶、布渣叶、麦冬等寒凉之品；加陈皮10克、炒六神曲20克、白术15克理气健脾化痰，大枣20克补中益气。共5剂。

2012年2月12日七诊：咳嗽明显缓解，少痰，纳眠尚可，大便偏稀，舌淡红，苔薄黄，脉细。上方去大枣、白术、陈皮、炒六神曲等；加鸡内金10克消食健胃清热、茯苓15克健脾化痰运火、麦冬10克润肺清热，布渣叶15克消食滞，法半夏10克、枳壳15克燥湿理气化痰。共7剂。

按：肺为娇脏，喜润而恶燥，而久咳易耗损肺气，损伤肺阴，肺病日久又能伤到肾之阴阳，肺金与肾水之间在生理上相互依赖、相互滋生，《时病论·卷之四》曰“俾金能生水，水能润金之妙耳”，肾阴是全身阴液的根源，肺阴有赖于肾阴的滋养，肺主宣降，能使上焦阴津下输于肾。此患者主要因痰热内阻，耗伤肺阴，加上咳嗽日久，肺气虚弱，肺阴不足而出现咳嗽，夜间加重；肺气不足，感受风寒之邪，肺气失宣而出现气紧；肺气不宣，郁而不利，因失治、误治而极易入里化热出现痰多，质黏，不易咯出，口苦；舌淡红，苔薄黄，脉浮紧均为痰热阻肺，肺阴不足之象。清代叶天士《临证指南医案》道：“冲气咳逆。当用摄纳肾阴。滋养柔金。为金水同治之法。”治疗应以滋阴清热，化痰止咳为主。初诊、二诊时用前胡、紫菀、浙贝母、蜜麻黄、苦杏仁等宣肺清热化痰，乌梅敛肺止咳，五味子固肾精，海蛤壳、桔梗利咽化痰，佐以用炒黄连泻火，麦冬、知母滋阴降火；三诊、四诊时考虑痰热已化解，但风邪仍在，故加大疏风散寒之力，同时健脾和胃、温肾助阳；五诊时不慎外感，再次出现咳嗽、痰多等不适，“安内必先攘外”，扶正暂缓，祛邪先行，治疗以清热化痰利咽，祛风解痉为主；六诊时，外热已去，加大健脾和胃之力，固好中焦；七诊时考虑脾胃运化失司，食滞化火，健脾消食和胃，同时理气燥湿化痰为主。

**【案三】** 余某，女，42岁，2003年12月29日初诊。

5年前开始反复咳嗽，自行服用药物（具体不详）后有所缓解，但1年前咳嗽加重，咳甚则欲呕，就诊于当地某诊所，诊断为支气管炎，给予止咳化痰等药物治疗后，未见明显缓解，遂后就诊于某三甲医院，行肺功能提示：支气管激发试验阳性，给予孟鲁司特钠、复方甲氧那明等药物治疗后咳嗽明显缓解，但近2周咳嗽加重，以干咳为主。家属与患者寻求中医中药治疗，遂于门诊就诊。症见：咳嗽，以干咳为主，遇刺激性气味加重，咽部有异物感，咽痒，气紧，时有胸口憋闷感，纳一般，眠差，二便调，舌淡红，苔薄白，舌边有齿痕，脉细。

西医诊断：咳嗽变异性哮喘

中医诊断：咳嗽

辨证：风邪袭肺，肺失宣降

治法：疏风宣肺，降气止咳

处方：

| | | | |
|---|---|---|---|
| 防风 15 克 | 紫苏叶 15 克 | 乌梅 20 克 | 苦杏仁 10 克 |
| 桔梗 10 克 | 前胡 15 克 | 紫菀 15 克 | 大枣 20 克 |

共 4 剂。

2004 年 1 月 15 日二诊：咳嗽稍减，但仍有气喘、气紧，有痰、量不多，咽干，纳眠尚可，二便尚调，舌淡红，苔薄白，舌边有齿痕，脉细。上方去防风、紫苏叶、前胡、桔梗等；加蜜麻黄 5 克、紫苏子 15 克宣肺平喘降气，浙贝母 20 克润肺下气、化痰止咳，加炒麦芽、炒白术各 20 克补气健脾，桑椹 20 克固肾。共 7 剂。

2004 年 1 月 22 日三诊：咳嗽、咳痰较前缓解，气紧，胸闷，鼻塞，咽干，少许咽痛，胃纳尚可，二便调，舌淡红，苔薄白，脉沉细。上方加射干 10 克降肺气、消痰涎、利咽喉，前胡 15 克走表、降气消痰，补骨脂 15 克温补命门、涩精固气。共 7 剂。

2004 年 4 月 12 日四诊：咳嗽，少痰，时有气紧，无鼻塞、咽痛，腰背、双膝关节疼痛，胃纳一般，眠尚可，二便调，舌淡红，苔薄白，脉沉细。上方去射干、前胡、浙贝母、炒麦芽、桑椹等；加党参、黄芪 15 克加强补脾肺之气，鸡血藤 30 克补血、舒筋通络，老桑枝 15 克通络道、行津液、通利关节，杜仲 15 克、菟丝子 15 克补肝肾、益精气。共 7 剂。

2004 年 4 月 19 日五诊：偶有咳嗽，少痰，腰背及双膝关节疼痛明显缓解，无气紧、憋闷、咽干等不适，纳眠一般，小便调，大便偏烂，舌淡红，苔薄白，脉沉细。上方去杜仲、菟丝子、补骨脂、党参、黄芪、老桑枝、鸡血藤等健脾补血、通利关节之品；加橘红 10 克、细辛 3 克温肺散寒止咳，蜜百部、五味子各 10 克化痰敛肺止咳，桂枝 10 克通阳化气，太子参、炒谷芽各 20 克固护中焦脾土。共 7 剂。

按：咳嗽变异性哮喘又名咳嗽型哮喘、隐匿性哮喘或过敏性咳嗽，是哮喘的一种特殊类型，临床上主要表现为持续性或慢性咳嗽，临床无感染表现，或经较长时间抗生素治疗无效。此患者主要因风邪阻肺，外邪久恋，肺失宣降而出现久咳不止，且极易反复发作，中医认为“伤于风者，上先受之”“风者善行而数变”“风胜则动”“风盛则挛急”“痒则为风”，此证“风邪”为主要特征，故出现闻及刺激性气味时加重，咽部有异物感，咽痒，气紧，时有胸口憋闷感等不适。治当以祛风解痉，宣肺化痰止咳为主。因肺气得以宣发，恋肺之邪可祛；肺气得以肃降，则上逆之病气可平，邪祛气平则痰化咳止，则诸症自愈。清代叶天士《临证指南医案》中指出：“若因于风者。辛平解之。因于寒者。辛温散之。”初诊时用防风、紫苏叶疏散风寒，苦杏仁、前胡、紫菀、桔梗降气化痰止咳，乌梅敛肺止咳生津，大枣补中益气；二诊、三诊时仍有风邪，夹有脾肾不足之象，故用紫苏子、射干等降肺气化痰，浙贝母化痰止咳，炒麦芽、炒白术、桑椹、补骨脂等健脾固肾，纳气平喘为主；四诊时考虑患者脾气虚弱，阴血不足，筋脉失养而出现肢体关节疼痛，加鸡血藤、老桑枝、杜仲等祛风通络活血之品；五诊时患者病情较稳定，但偶有咳嗽、少痰，大便偏烂，考虑余下寒邪未尽，加之中焦不固，用橘红、细辛等温肺散寒之品及太子参、炒麦芽等补气健脾和胃之品，脾运健旺，风邪得去，标本兼治，相得益彰。

**【案四】** 陈某，女，64 岁，2009 年 3 月 4 日初诊。

4 年前不慎着凉感冒后开始反复咳嗽、咳痰，自服止咳化痰类药物，未见明显缓解，多次就诊于当地社区医院，诊断为慢性支气管炎，给予桉柠蒎肠溶软胶囊等药物口服，起初有所缓解，但停药不到1周，咳嗽加重，阵发性呛咳，咽痒即咳，遂于当地省人民医院就诊，行肺功能提示未见异常。近1年来因咳嗽频剧，就诊于某中医馆，服用大量清热化痰止咳之品后咳嗽便加重，夜间难以入睡，平卧时加重，有痰，咽喉有异物感等，遂于门诊就诊。症见：咳嗽，呈阵发性，每遇冷空气时加重，夜间为主，咳甚气喘，有痰，色黄白，咽喉自觉有痰堵塞，咽干，鼻塞，打喷嚏，纳眠一般，二便调，舌淡红，苔稍黄腻，脉浮。

西医诊断：咳嗽变异性哮喘

中医诊断：咳嗽

辨证：风邪犯肺，痰浊内阻

治法：宣肺疏风，化痰止咳

处方：

| | | | | |
|---|---|---|---|---|
| 蜜麻黄5克 | 射干10克 | 紫苏子10克 | 地龙10克 | 炒麦芽20克 |
| 橘红10克 | 细辛3克 | 浙贝母20克 | 前胡15克 | 布渣叶15克 |

共7剂。

2009年3月18日二诊：咳嗽、气喘较前明显好转，但有痰，黄白相兼，不易咯出，质黏，喉中有异物感，少许鼻塞，时有打喷嚏，胃纳差，大便稀烂，3~4行/日，舌淡红，苔白，脉弦细。上方去布渣叶、地龙等；加蜜枇杷叶15克清热化痰，海蛤壳20克消痰利咽，加谷芽15克、茯苓10克健脾和胃。共7剂。嘱患者服第4剂中药时加生姜2~3片同煮。

2009年3月26日三诊：时有咳嗽，气促缓解，咽干，有痰，易咯出，胃纳一般，舌淡红，舌苔中部苔厚，脉弦细。上方去前胡、浙贝母等；加法半夏10克燥湿化痰止咳，炒六神曲15克消食和中，麦冬15克养阴润肺燥。共7剂。

2009年4月22日四诊：偶有咳嗽，时有气促，活动后加重，少痰，无发热，但恶寒，近日易出现口腔溃疡，纳眠一般，小便调，大便偏烂，舌淡红，舌中部苔白厚，脉沉细。上方去麦冬、紫苏子、炒六神曲、法半夏等；加炒白术20克补气健脾，牛膝10克引虚火下行，泽泻10克行痰饮，熟附子15克温中散寒。共7剂。

2009年5月6日五诊：2天前不慎着凉后开始出现鼻塞、流涕、打喷嚏等外感表证，自行服用生姜紫苏饮后明显缓解，但咳嗽加重，气紧，有痰质黏色黄，少许咽干咽痛，无发热恶寒，胃纳差，舌淡红，苔微黄，脉细数。上方去泽泻、牛膝、熟附子、橘红、细辛等；加玄参15克滋阴泻火，桑椹20克固肾精，前胡15克、紫菀15克降气化痰止咳。共7剂。

2009年5月27日六诊：咳嗽有所缓解，咳甚气促，咽痒，无咽干咽痛，痰多，色白，纳眠一般，二便尚调，舌淡，苔薄白，脉细。上方去玄参、桑椹、前胡等；加防风10克、橘红5克、细辛3克温肺散寒、祛风止咳，蜜百部15克燥湿化痰，巴戟天、淫羊藿各15克温肾纳气。共7剂。

服药后1个月随访，患者咳嗽痊愈，无气喘、咳痰等不适，随访至今已有2年余，咳嗽、咳痰、气喘再未发作。

按：咳嗽变异性哮喘是一种非典型的支气管哮喘，属于中医学的“咳嗽”“喘证”“肺痹”“痉咳”“咽源性咳嗽”等范畴。此患者主要因风盛痰阻，气道挛急所致，风性主动，善行而数变，风邪，其性变化多端，所以风邪当具有风的流动特点，故其致病有症状多变、发生迅速的特性，故呈阵发性咳嗽，且遇冷空气时加重；风气偏盛，则可伤及人体津液而出现口干；肺为水之上源，通调水道，如宣降失司，则水道不调，津液不布，痰浊内生，病久则子病及母，伤及脾胃，脾虚不运，水不散津，聚而生痰，痰浊内阻，阻滞气机，又致宣降无常而出现有痰、色黄白，咽喉自觉有痰堵塞；咳嗽日久，肺脾俱虚，卫表不固而出现鼻塞、打喷嚏；舌淡红，苔稍黄腻，脉浮均为风邪犯肺，痰浊内阻之象。治疗上应以宣肺疏风，化痰止咳为主。初诊时用蜜麻黄、射干、紫苏子、前胡宣肺平喘，降气止咳，橘红、细辛温肺散寒，地龙解痉平喘，炒麦芽、布渣叶健脾和胃、消食滞；二诊、三诊时，咳嗽、气促等症状逐渐好转，以固中焦为主；四诊时考虑虚火上浮，酌情清虚火、温中焦；五诊时不慎着凉后外感，加重了咳嗽、气喘等症状，化痰止咳平喘之时固肾精；六诊时续以温肺疏风散寒为重，兼顾调脾固肾。

**【案五】** 黄某，女，45岁，2010年8月11日初诊。

3年前开始反复出现咳嗽，就诊于当地某人民医院，查肺功能等检查，诊断为咳嗽变异性哮喘，吸入沙美特罗替卡松治疗3个月，后咳嗽明显缓解。但近2年咳嗽反复加重，3个月无明显诱因出现咳嗽，痰多色黄，时有胸闷，吸入沙美特罗替卡松，口服顺尔宁、阿斯美等药物症状后可好转。但若停药，咳嗽会加重，时有胸中憋闷感，患者及家属寻求中医中药治疗，遂于门诊就诊。症见：咳嗽，咳痰，咽痒即咳，畏寒，气紧，时有胸口憋闷感，口渴喜饮，平素易感冒，纳眠一般，二便调，舌淡红，苔白，脉沉细。

西医诊断：咳嗽变异性哮喘

中医诊断：咳嗽

辨证：脾肾两虚，肺失宣降

治法：温肺散寒，健脾固肾

处方：

| | | | |
|---|---|---|---|
| 黄精20克 | 桑椹15克 | 党参20克 | 淫羊藿15克 |
| 炒白术20克 | 橘红10克 | 细辛3克 | 射干15克 |
| 炒麦芽20克 | 前胡15克 | 紫菀15克 | |

共14剂。

2010年9月29日二诊：咳嗽稍减，少痰，气紧，时有咽痒，口渴减轻，少许咽干，畏寒稍减，纳好转，眠差，二便调，舌淡苔白，脉细数。上方去桑椹、淫羊藿等；加麦冬20克、百合20克滋阴润燥，蜜麻黄5克宣肺平喘。共14剂。

2010年10月27日三诊：咳嗽明显缓解，痰少，咽痒减轻，近日来出现晚上气短胸闷，仍畏冷，纳好转，眠一般，小便调，大便偏烂，舌淡红，苔白，脉沉细。上方去百合、麦冬、前胡、紫菀等；加淫羊藿10克、巴戟天15克祛风、补肾温阳，桂枝15克通阳化气、温通经脉、和肌表。共14剂。

2010年12月1日四诊：偶有咳嗽，时有咽痒，畏寒明显缓解，气紧、胸闷明显减轻，纳眠尚可，二便调，舌淡，苔白，脉细缓。上方去细辛、射干、淫羊藿、巴戟天、黄精；加黄芪、大枣、茯苓各20克补益肺脾之气，补骨脂15克补肾纳气平喘。共7剂。

服药后第5天随访，患者间中有咳嗽，以早晚为主，无畏寒等不适，纳好转，眠一般，二便调。随后间断门诊治疗3月余，停用沙美特罗替卡松等药物，近2年未发。

按：咳嗽变异性哮喘病程日久，反复发作，故“正虚邪实”是其最基本的病机。《景岳全书·喘促》曰：“喘有夙根，遇寒而发，或遇劳而发者，亦名哮喘。”其发病多由先天禀赋不足，脏腑功能失调导致宿痰隐伏，复感风寒郁于肺，气不布津，聚液生痰，痰气搏结，壅阻气道所致。此患者咳嗽日久，肺气虚为本，如《素问·五脏生成》说："诸气者，皆属于肺。"若肺虚不能主气，则宣降失司。肺气不足，肺失宣降，亦使体内水液停聚，不能输布全身，聚湿为痰，加之脾虚则痰浊内生，痰气相搏于气道，肾为气之根，咳嗽日久，肾气不固则发为咳嗽、气紧、胸部憋闷等不适；肺气不足，卫表不固，畏寒、平素易感冒；舌淡红，苔白，脉沉细均为脾肾两虚，肺失宣降之象。治疗应以温肺化痰止咳，健脾固肾为主。初诊时用党参、炒白术、炒麦芽补气健脾燥湿，橘红、细辛、前胡、紫菀温肺散寒、降气化痰止咳，黄精补脾肺，桑椹、淫羊藿固肾精；三诊、四诊时加大温肺驱寒之力，用桂枝、淫羊藿、巴戟天等温肌表、温肾阳之品，同时加大补气健脾之力，强调脾在运而不在补，喜用茯苓、白术以健脾固脾。

**【案六】** 吕某，男，36岁，2008年12月16日初诊。

2年前开始因多次外感后出现咳嗽，反复不愈，吸入冷空气或油烟等刺激性气味时咳嗽加重，时有气喘、胸闷等，遂辗转于省内多家医院治疗，查胸片提示心肺未见异常，肺功能提示：通气功能正常，支气管激发试验阳性，诊断为咳嗽变异性哮喘，给予信必可都保吸入及阿斯美等药物口服治疗后有所缓解。但近5个月来咳嗽反复发作，咳甚则夜间难以入睡，气紧，呼吸不畅感，就诊于当地社区医院，给予宣肺止咳平喘等药物治疗后未见明显缓解，遂于门诊就诊。症见：咳嗽，夜间为主，气紧，咳甚则胸闷，痰少色白，疲倦乏力，腰酸，纳眠一般，小便调，大便偏烂，舌淡，苔薄白，脉沉细。

西医诊断：咳嗽变异性哮喘

中医诊断：咳嗽

辨证：风邪犯肺，脾肾不足

治法：祛风解痉，健脾固肾

处方：

| | | | |
|---|---|---|---|
| 蜜麻黄5克 | 射干15克 | 紫苏子10克 | 前胡15克 |
| 紫菀15克 | 黄精20克 | 五味子10克 | 淫羊藿10克 |
| 白术20克 | 党参15克 | | |

共7剂。

2009年1月20日二诊：咳嗽、气紧、胸闷等明显好转，夜间可入睡，纳眠一般，二便调，舌淡红，苔白，脉沉细。上方去紫苏子、前胡、五味子等；加黄芪、大枣、炒麦芽各20克加大消食健脾之力、菟丝子15克温肾阳。共7剂。

按：咳嗽变异性哮喘是一种非典型的支气管哮喘，以慢性、持续性或反复发作的咳嗽为主或以咳嗽为唯一症状的哮喘。其病因很复杂，与感染因素、过敏和环境因素密切相关，以持续气道炎症和气道高反应性为特点。甄氏认为咳嗽变异性哮喘具有反复发作的特点，多继发于感冒之后，而每发作均与风寒、风热等外邪侵袭有关。"伤于风者，上先受之"，风邪"善行而数变"，无处不在，风为阳邪，外风上受，首先侵袭肺卫，导致肺气郁遏不宣，清肃失常，气道挛急。此患者主要以脾肾不固为主，脾主运化，输布水谷精微，若脾失健运湿盛，日久蕴湿酿痰，痰浊阻肺，肺病日久累及到肾，肾为气之根，若肾气不固，咳嗽夜间尤甚，加上疾病初期解表不彻底，余邪未尽，使风邪留滞于肺，肺卫不固，复感风邪，气道挛急，故而出现咳嗽日久、气紧、胸闷等不适。治疗应以祛风解痉在先，兼顾调脾固肾。初诊时用蜜麻黄、射干、紫苏子、前胡、紫菀降气平喘止咳，党参、白术补气健脾，五味子、淫羊藿补肾精、敛肺气；二诊时诸症缓解，重在治本，加补脾胃之品固脾气，加菟丝子固肾精。

**【案七】** 姚某，男，36岁，2014年2月20日初诊。

1年前感冒后开始出现反复咳嗽咳痰，伴有胸闷，呼吸不畅感，曾于当地医院就诊，病原学检查提示肺炎支原体阳性，胸部CT提示左上肺肺大疱，给予抗感染治疗，症状未见明显改善。此后反复就诊于当地多家医院，行支气管激发试验提示阳性，使用顺尔宁、阿斯美等治疗症状可缓解。近2周来咳嗽、咳痰加重，咳甚气喘，予止咳化痰平喘等处理后，稍可缓解，但仍有大量黄痰，遂至门诊就诊。症见：咳嗽，咳大量黄脓痰，闻及刺激性气味加重，呼吸不畅感，偶有心悸，平素怕冷、急躁易怒，纳眠一般，二便尚调，舌边尖红，舌胖大，苔黄腻，脉弦滑。

西医诊断：咳嗽变异性哮喘

中医诊断：咳嗽

辨证：脾虚湿盛，痰热蕴肺，兼夹肝火

治法：清热化痰，健脾祛湿，行气柔肝

处方：

| | | | |
|---|---|---|---|
| 浙贝母30克 | 胆南星10克 | 天竺黄10克 | 蜜枇杷叶15克 |
| 炒麦芽20克 | 前胡15克 | 紫菀15克 | 炒白术15克 |
| 龙脷叶15克 | 金礞石20克 | 太子参30克 | |

共7剂。

2014年2月27日二诊：咳嗽明显减轻，偶有少许咳嗽，痰量较前减少，痰色仍黄，左肩部疼痛，余症状大体同前，纳眠一般，小便调，大便偏烂，舌淡红，苔薄白，脉弦细。上方去胆南星、天竺黄、前胡、紫菀、炒白术、金礞石、太子参等；浙贝母减为20克稍减清热化痰之力，加橘红5克、细辛3克、法半夏10克、桑白皮15克、麦冬10克寒温并用、化痰止咳，郁金15克行气化瘀、清心解郁。共7剂。

2014年3月6日三诊：偶有少许咳嗽，咯少量黄痰，呼吸不畅感，左肩部仍痛，怕冷，急躁，纳差，眠一般，二便调，舌淡红，苔白腻，脉弦。上方去桑白皮、麦冬等；浙贝母加量至30克制约橘红、细辛、法半夏之温燥；加枳壳10克理气宽中、行气消滞，炒六神曲20克健脾和胃、消食调中。共7剂。

2014年4月3日四诊：无明显咳嗽，少许白痰，呼吸不畅感好转，左肩部痛感减轻，怕冷，急躁，纳可，入睡难，二便调，舌淡红，苔薄白，脉弦细。上方去橘红、细辛、枳壳、郁金等；加浮小麦、煅龙骨、煅牡蛎各30克平肝潜阳，丝瓜络20克通络活血，淫羊藿10克温补肾阳，炒白术20克、陈皮10克健脾理气和中。共7剂。

按：本案患者平素怕冷、急躁易怒，可见其体质特点为肾阳不足，相火离位。1年前感冒后引发咳嗽胸闷，初起病位主要在肺，邪实为主，后因迁延不愈，痰浊久蕴肺中，受离位相火煎灼，化为痰热，故咳黄脓痰；痰热阻滞气机，加重肺损，《仁斋直指附遗方论·咳嗽方论》云："江流滔滔，日夜无声，狂澜激石，不平则鸣。所以咳嗽者，痰塞胸脘，气逆不下，冲击而动肺耳。"故呼吸不畅、气喘；子病及母，脾亦不足，津液不得运化，痰难消，且痰阻则气机不畅，故出现呼吸不畅感、肩痛等。初诊患者咳嗽，痰多，气急，当急坠其痰，故用大量清肺降气化痰之品，如浙贝母、胆南星、天竺黄、蜜枇杷叶、龙脷叶、金礞石，方中用炒白术、炒麦芽、太子参三味药，功用多处，一可固护脾胃，防止苦寒重坠损伤脾胃，二可健运脾胃，加强脾胃运化，除生痰之源，三可健脾益气，扶助正气，助正祛邪；二诊、三诊仍以化痰为主，因痰遇寒则冰伏难除，故逐渐转为寒温并用之法，并加用理气活血之品，使气血通行，使痰结易除；四诊咳嗽、咳痰已平稳，其原本体质特点肾阳不足、相火上炎凸显，治疗当加用平相火、温肾阳、健脾祛湿之品，调理体质，防疾病复发。

**【案八】** 蒋某，男，26岁，2013年6月30日初诊。

2年前感冒后开始出现咳嗽，闻及油烟及刺激性气味后咳嗽加重，每次发作均持续约1~2个月，外院行支气管激发试验提示阳性，诊断为咳嗽变异性哮喘，经抗过敏、止咳化痰等治疗后可缓解，但仍反复发作。今年4月感冒后再发阵发性咳嗽，咳痰，伴气急感，经西药常规治疗后稍好转，但仍有咳嗽、气急等不适，遂至门诊就诊。症见：咳嗽，气急，每因气道逆气上冲而咳，闻及油烟及刺激性气味后咳嗽加重，咽部白痰难咯，纳眠一般，二便调，舌淡红，苔薄白，脉弦细。既往荨麻疹病史10余年。

西医诊断：咳嗽变异性哮喘

中医诊断：咳嗽

辨证：表寒内饮，脾肾亏虚

治法：温肺化饮，健脾补肾

处方：

| | | | |
|---|---|---|---|
| 蜜麻黄5克 | 射干15克 | 淫羊藿10克 | 补骨脂10克 |
| 五味子10克 | 前胡15克 | 紫菀15克 | 海蛤壳20克 |
| 麦冬20克 | | | |

共7剂。

2013年7月14日二诊：咳嗽较前好转，咽部仍有白痰难咯，纳眠一般，二便调，舌淡红，苔薄白，脉弦细。上方去淫羊藿、前胡、麦冬等；海蛤壳量加至30克消咽中痰结，当归5克、党参15克益气养血，黄精20克健脾补肺益肾，炒麦芽20克固护中焦。共7剂。

2013年8月21日三诊：服药7剂后患者已基本无咳嗽，遂未来复诊，近2日因饮食不节，出现胃纳欠佳，入睡难，遂再复诊。现胃纳欠佳，入睡难，早晚咽中有痰，难咯，二便调，舌尖稍红，苔薄白，脉弦细。上方去蜜麻黄、当归、黄精、党参、炒麦芽、海蛤壳等；加麦芽、稻芽各30克健脾消食，麦冬15克养心阴、润心火，龙骨、牡蛎各20克、首乌藤30克收敛虚火，养血安神。共7剂。

患者间断复诊2月，随访诉很少再发咳嗽，荨麻疹2年未发。

按：《灵枢·寿夭刚柔》曰："余闻人之生也，有刚有柔，有弱有强，有短有长，有阴有阳，愿闻其方。"《灵枢五变》论："肉不坚，腠理疏，则善病风……粗理而肉不坚者，善病痹。"此为古代中医的体质说，说明体质与发病有一定联系。患者既往荨麻疹病史，《金匮要略》载："风气相搏，风强则为隐疹，身体为痒，痒为泄风，久为痂癞。"言明荨麻疹患者为表虚不固、感受风邪所致，反复发作10余年，缠绵难愈，可见其为气虚体质。咳嗽变异性哮喘病病机关键为风邪袭肺，气虚体质更容易招致风邪侵袭，故于2年前感受风邪后诱发本病。体质亦可决定疾病的演变与转归，气虚质，反复感邪，耗损正气，阳亦不足，形成肺虚寒象；子病及母，久病及肾，故脾肾亦不足。患者证属肺脏虚寒，脾肾亏虚。《素问·三部九候论》云："必先度其形之肥瘦，以调其气之虚实，实则泻之，虚则补之。必先去其血脉而后调之，无问其病，以平为期。"故治疗时当以平为期，泻实，补虚。《金匮要略·肺痿肺痈咳嗽上气病脉证并治》："咳而上气，喉中水鸡声，射干麻黄汤主之。”患者喉中虽无水鸡声，但自觉气上冲咽而咳，其病机相似，故仍选用射干麻黄汤为底辨证加减治疗。初诊患者虽以虚寒之象为主，但咽中有白痰难咯，为少许热邪客于咽喉，故加海蛤壳、麦冬以清咽中客热；二诊时加大温补力度，恐助咽中热邪，故加大海蛤壳剂量；三诊咳嗽已愈，出现新的病症，考虑为食积胃中化火，助相火上炎，故治疗将消食积、除积热之源，平相火、除虚烦之标相结合。后续治疗以平调体质为主，肺卫固，风邪难侵，则病不复发。

# 第七章 肺络张

# 第一节　肺络张概述

支气管扩张症是由于支气管及其周围肺组织慢性化脓性炎症和纤维化，使支气管壁的肌肉和弹性组织破坏，导致支气管变形及持久扩张。典型的症状有慢性咳嗽、咯吐大量黏痰或脓痰，或间断咳血，主要致病因素为支气管感染、阻塞和牵拉，部分有先天遗传因素。中医学称之为“肺络张”“肺痈”等。

中医学认为其病因为外因和内因两个方面。外因指外感风、湿、热、火等邪，内因多指肺体亏虚、饮食不当及七情内伤。临床上内因与外因又互为因果导致恶性循环。正气虚弱容易感受外邪；内有痰热、感受风寒又易化热，使痰热更盛，感受外邪。在邪正相争中正气消耗，使正气更虚，故缠绵难愈。急性感染期因风寒化热或风热之邪侵犯卫表，肺卫同病，实热内蒸，热伤肺气，肺失清肃，邪热壅肺，蒸液成痰，气分之热毒浸淫及血，热伤血脉，血为之凝滞，热壅血瘀，酿成脓痈。痰热与瘀血壅阻肺络，肉腐血败，脓血排除，痰瘀热毒得外泄之机，正气得以恢复，则病情得以好转、缓解。

甄氏认为，支气管扩张症可分为急性期与缓解期。急性期以痰热阻肺、肝火犯肺为主，《景岳全书》谓：“水亏则火盛，火盛则刑金，金病则肺燥，肺燥则络伤而嗽血，液涸而成痰。”支气管扩张症每可因外邪犯肺诱发，尤以风热、风寒、风燥犯肺最为常见，当外感风寒，因肺中有热，常可迅速入里化热；《知医必辨》曰：“人之五脏，惟肝易动而难静。其他脏有病，不过自病……惟肝一病，即延及他脏。”火伤肝阴，肝失濡养，阴虚火旺，上逆犯肺，灼伤肺阴，加重肺热；火盛炼液成痰，痰热互结，加重瘀阻，形成恶性循环。而缓解期以肺脾肾虚、气阴两亏为主；久病痰热内蕴，郁久化热，煎熬肺中津液，致津亏液耗，病程迁延，反复发作，耗伤气阴，损及脾肾，终见肺脾肾三脏亏虚，痰浊阻肺，气阴不足之证。

治疗方面，甄氏结合其多年对支气管扩张症患者的观察，认为中医的分期治疗是个很好的思路，急则治标，缓则治本，其中尤其强调缓解期的持续治疗。通过缓解期治疗，控制疾病反复发作，防止进一步恶化，是其治疗的重要目标。急性期以祛邪为主，采用平肝清火、清肺化痰、凉血止血之品；缓解期以扶正补虚为主，且认为养阴润肺是治疗支气管扩张的治本大法，养阴润燥多喜用玄参、麦冬、百合等之类；同时甄氏强调，肺络张之病多为虚实相杂，祛邪勿过于苦寒，苦寒败胃，《脾胃论》载："内伤脾胃，百病由生。"同时扶正不忘驱逐久留痰浊之邪，过于滋腻则恐"闭门留寇"。故整个治疗当标本兼治，养中兼清，补中有行，祛邪不伤正，扶正不碍邪，组方精巧，效如桴鼓，此乃中医辨证论治之精髓。

## 第二节　肺络张案

**【案一】**谭某，女，58岁，2005年8月25日初诊。

3年前开始出现咳嗽、咯血，就诊于佛山市某医院，诊断为支气管扩张症、肺混合性结节，给予抗感染及止咳化痰等治疗后症状可缓解。2005年4~8月期间无明显诱因出现反复低热，咳嗽、咳黄痰，予抗感染及对症治疗后，未能缓解，遂至门诊就诊。症见：低热，体温波动于37.0~37.5℃，下午体温偏高，咳嗽，咳少量黄痰，鼻塞，汗多，面色晦黯，疲倦乏力，纳眠一般，小便调，大便偏烂，舌红，苔薄黄少津，脉细。

西医诊断：支气管扩张症

中医诊断：肺络张

辨证：气阴两虚，阳气外浮，痰浊阻肺

治法：清退虚热，益气养阴，祛痰止咳

处方：

| | | | |
|---|---|---|---|
| 青蒿10克 | 醋鳖甲30克 | 龙骨30克 | 柴胡20克 |
| 前胡15克 | 紫菀15克 | 浙贝母20克 | 蜜枇杷叶15克 |
| 太子参10克 | 炒白术15克 | 炒六神曲20克 | 炒麦芽20克 |

共7剂。久煎1.5小时。

2005年9月1日二诊：服药第4天，体温波动于36.8~37.4℃，咳嗽、咳痰减轻，但2天前外出受凉后体温升高至38℃，咳嗽加重，咳黄黏痰，时痰中带血，咽痛，汗多，纳差，眠一般，二便尚调，舌红，苔薄黄，脉弦细。考虑风寒入里化热伤肺，故上方去柴胡、炒白术、太子参、炒六神曲、炒麦芽等；加银柴胡30克清肺热、兼清虚热，金荞麦15克、苇茎20克清肺化痰，茯苓20克、黄芪15克、黄精15克健脾补肺。共7剂。

2005年9月9日三诊：热退，咳嗽咳痰好转，痰色由黄转白，汗出减少，纳眠一般，二便调，舌淡红，苔白，脉濡细。上方去银柴胡、青蒿、龙骨、鳖甲、前胡、黄精等；加芒果核30克健胃消食、化痰行气，荔枝核30克行散滞气，龙脷叶10克清肺化痰，陈皮10克理气健脾、燥湿化痰，党参20克健脾益气。共10剂。

2005年9月20日四诊：暂无发热，咳嗽、咳痰明显减少，但平卧时觉气喘，汗多，手脚凉，少许倦怠乏力，纳眠尚可，小便调，大便无力，舌淡红，苔薄白，脉沉细。上方去芒果核、荔枝核、龙脷叶、陈皮、茯苓等；加蜜麻黄10克，麦芽、炒神曲各20克加强健脾益气之效，百合20克养阴润肺，桑寄生15克、黄精10克、盐山萸肉30克、制何首乌15克补益肝肾。共7剂。

继续治疗1月余，便已无咳嗽、咳痰、咯血、气喘、肢冷、乏力等症状。

按：本案患者病属“肺络张”，亦名“肺痈”，《医门法律》言：“风中于卫，呼气不入。热过于荣，吸而不出。风伤皮毛，热伤血脉……热之所过，血为之凝滞，蓄结痈脓，吐如米粥，始萌可救，脓成则死。”可见其发病与感受外邪，内犯于肺，宣肃失司，痰热内聚，酝酿成脓相关。痰热久蕴，反复发作，耗伤气阴，损及脾肾，终见肺脾肾三脏亏虚，痰浊阻肺，气阴不足之证。患者虽为“肺络张”，但却以长期低热为主诉就诊，结合发热以下午为主、疲倦乏力、舌红、苔薄黄少津，脉细等特点，考虑为气阴两虚，阳气外浮所致，古称“子火”“子可养而不可害”，故治疗以清退虚火，益气养阴为主。初诊时青蒿、鳖甲合用，以青蒿清热透络、引邪外出，鳖甲直入阴分、滋阴退热，两者相配，滋阴清热，内清外透，使阴分伏热宣泄而解，吴瑭自释：“青蒿不能直入阴分，有鳖甲领之入也；鳖甲不能独出阳分，有青蒿领之出也，故有先入后出之妙。”再加柴胡和解表里退热、龙骨收敛虚阳，增强清退虚热之力，太子参、炒白术、炒六神曲、炒麦芽健脾益气养阴、固护中焦，使虚阳潜而有根。另患者有咳嗽咳痰，故加前胡、紫菀等止咳化痰之品，既治其标，亦防痰热灼伤肺阴，耗损肺气，加重发热；二诊时，感受外邪，病情加重，痰热之象明显，故取千金苇茎汤之意加减化裁以清痰热，同时以银柴胡易柴胡，加强清肺热、兼清虚热之力，酌情给予补益之品，以“祛邪而不伤正”；三诊，减去清热化痰之品，以四君子汤加化痰行气散结之品“培土生金”；四诊，加入补益肝肾之品，以求进一步“导龙入海，引火归元”及固肾资肺。

**【案二】** 林某，女，74岁，2010年11月24日初诊。

反复咳嗽咳痰30余年，未予重视，每因感冒后发作或加重。20余年前因并发咯血，就诊于当地医院，诊断为支气管扩张症，给予抗感染及化痰止咳、止血等治疗后症状可改善。此后反复就诊于当地医院，咳嗽咳痰时轻时重，偶有咯血。近5年来，发作次数明显增加，并开始出现气喘，平均每年住院达10余次。4天前因受凉出现鼻塞，流清涕，咳嗽咳痰加重，自服布洛伪麻分散片后，鼻塞、流涕好转。2日前开始咯血，近2日咯鲜血6次，每次约5ml，患者及家属寻求中医治疗，遂至门诊就诊。症见：咳嗽，咳黄稠痰，偶有痰中带血丝，气喘，鼻塞，汗多，倦怠懒言，平素易感冒，纳眠差，小便尚调，排便无力，舌黯红，苔薄白，脉弦细数。

西医诊断：支气管扩张症

中医诊断：肺络张

辨证：风邪束表，邪热壅肺，气阴不足

治法：疏风解表，清肺化痰止血，益气养阴

处方：

防风15克　柴胡15克　前胡15克　浙贝母20克
藕节40克　仙鹤草15克　赤芍15克　生地黄15克
太子参15克　黄芪15克　炒白术20克　北沙参20克
麦芽20克

共4剂。1日2剂。

2010年11月27日二诊：咳嗽减轻，咳黄黏痰、量多，痰中带血，少许气喘，汗多，倦怠好转，纳眠改善，二便调，舌黯红，苔黄微腻，脉弦细。上方去防风、柴胡、前胡、赤芍、生地黄、麦芽等；加金荞麦15克清肺化痰，布渣叶15克消食化痰，牡丹皮10克清热凉血、活血化瘀，以使止血不留瘀，合黄芪、炒白术等清热不伤正。共7剂。

2010年12月3日三诊：咳嗽好转，咳痰较前减少，色白质黏，偶有血丝，气喘好转，汗出仍多，精神可，纳眠尚可，二便调，舌淡红，苔薄白微干，脉弦细。上方去金荞麦、布渣叶、仙鹤草、藕节等；加白及15克补肺虚、止咳嗽、收敛肺气，百合20克清痰火、补虚损，海蛤壳20克清肺热、消痰结。共7剂。

2010年12月15日四诊：无明显咳嗽，少许白痰，无咯血，气喘，动则汗出，夜眠欠佳，易醒，纳一般，二便调，舌淡，苔薄白，脉浮细。上方去白及、海蛤壳、牡丹皮等；加煅龙骨、煅牡蛎、醋鳖甲各30克滋阴潜阳、收敛虚火，太子参改为党参15克、加麦芽20克加强补中益气、固护中焦之力，黄精15克、金樱子20克、五味子15克补肝肾、收敛固涩、益气生津，麦冬10克清肺养阴。共7剂。

2011年1月16日五诊：气喘明显改善，汗出减少，无明显咳嗽，纳可，睡眠明显改善，二便调，舌淡红，苔薄白，脉弦细。上方去醋鳖甲、麦冬、麦芽等；加浮小麦50克固表止汗、益气除热，当归10克、鸡血藤15克养血活血，大枣30克补中益气，菟丝子20克补益肾精。共7剂。

随后患者继续门诊复诊，治疗期间感冒次数较前明显减少，未再住过院。

按：支气管扩张症多由于感受外邪日久不愈，邪气留于肺中，郁久化热，煎熬肺中津液，致津亏液耗，病程迁延，久病伤阴，阴虚火旺，灼伤肺络，迫血外溢而致。《景岳全书》亦谓："水亏则火盛，火盛则刑金，金病则肺燥，肺燥则络伤而嗽血"。此患者为老年女性，脾肾虚弱，且病程迁延日久，肺为脾之子，母子相及，加重脾损，久病及肾，肾亦亏甚，形成肺脾肾气阴亏虚之证；"肺为储痰之器"，肺脾肾共同主水液运化，三脏亏损，聚湿生痰，上泛于肺，与肺中虚热相合，成为痰热；肺脾肾三脏虚损不复，痰热无法根除，故反复发作；阳气亏虚，卫外无力，故平素容易外感。此患者本次病情加重即由感受风寒致，自服感冒药后鼻塞、流涕虽缓解，但风寒未能从表而散，反入肺中，引起咳嗽、咳痰加重，甚至咯血。急性发作期治疗时应疏散外邪，凉血止血为主；待病情稳定后，则当"澄本清源"，补虚益损为主。但因深伏于肺内痰热，经30余载已成顽痰痼疾，补益肺脾肾时应循序渐进，不可骤补，故在后续各诊次中适当配伍清肺化痰、潜阳收敛之品，收效显著。

**【案三】** 吴某，女，23岁，1996年11月4日初诊。

8个月前感冒后开始出现咳嗽、咳黄脓痰，经止咳化痰等治疗，反复2月未愈，于当地医院就诊，诊断为支气管扩张症，间断门诊治疗，症状时有反复，遂至门诊就诊。症见：咳嗽，咳黄绿痰，量多，无咯血，手足心汗出多，疲倦乏力，气短，平素手足心汗多，疲倦无力，气短懒言，易感冒，纳眠一般，二便尚可，舌淡黯，苔白，脉细数。

西医诊断：支气管扩张症

中医诊断：肺络张

辨证：肺脾气虚，痰浊阻肺

治法：补气健脾，止咳化痰

处方：

| | | | |
|---|---|---|---|
| 太子参10克 | 白术20克 | 百合20克 | 麦冬15克 |
| 浙贝母20克 | 前胡15克 | 紫菀10克 | 乌梅20克 |
| 麦芽20克 | 法半夏10克 | 牛膝20克 | 蜜枇杷叶15克 |

共 7 剂。

服药后痰量明显减少，气短明显改善，续服前方 7 剂。

1996 年 12 月 9 日二诊：5 天前因受凉后出现发热，于当地治疗后热已退，现鼻塞，流腥臭涕，量多，咳嗽，咳黄脓痰，头痛，咽痛，纳差，眠一般，大便不畅，舌淡红，苔薄白微黄，脉弦数。辨证为风寒袭肺，肺气不宣，当急则治其标，以疏风散寒，解表通窍，止咳化痰为法。

处方：

白蒺藜 15 克　白芷 15 克　羌活 15 克　前胡 15 克
紫菀 15 克　苍耳子 15 克　麦芽 20 克　玄参 15 克。

共 4 剂，并配合麻苯滴鼻液滴鼻治疗。

因其为外地病患，路途遥远，复诊不易，遂同时拟另一方续服。考虑患者平素症状特点为痰热阻肺、肺脾不足，故以清肺化痰、健脾补肺为法。

处方：

金荞麦 20 克　苇茎 20 克　法半夏 10 克　浙贝母 20 克
杏仁 10 克　紫菀 15 克　前胡 15 克　炒麦芽 20 克
甘草 10 克

共 14 剂。

1997 年 1 月 27 日三诊：偶有咳嗽、咳痰，痰色转清，易咳，疲倦乏力，胃脘部胀满，纳差，少许气促，大便偏烂，舌淡，苔薄白，脉弦细。上方去金荞麦、苇茎等；加炒白术 20 克、党参 20 克健脾益气，陈皮 5 克、砂仁 10 克温中健脾理气，黄精、桑椹各 15 克养肾之气阴，龙脷叶 15 克清肺化痰。共 7 剂。随后继续间断门诊复诊，随访诉无咳嗽咳痰，手足心已无汗出，精神可。

按：本案患者为年轻女性，病程尚浅，此类支气管扩张症多为肺脾两虚，运化失司，气血化生乏力，肺卫不固，防御外邪能力降低，故易感受外邪，反复发作。“故善治痰者，惟能使之不生”“脾为生痰之源，肺为贮痰之器”，治病必求本，故健脾恢复其运化功能，才能真正根除其痰。所以治疗过程中，不仅要注意不能过于寒凉，损伤脾胃，更要从脾胃论治，健脾祛湿化痰。故初诊在止咳化痰的同时，尤重补气健脾，突出从脾论治；二诊为外感风寒引发支气管扩张急性发作，虽亦有痰热壅肺之象，但宜先解表，再治里，防寒凉郁遏至邪气内陷。因解表剂以辛散之品为主，中病即止，不可过服，恐辛散伤津，反助肺热，故仅予 4 剂，再根据患者体质特点，不难预测其疾病预后转归，故拟清肺化痰、健脾补肺法善后；三诊疾病再次进入稳定期，以健脾化痰、培土生金为主，因先后天相互资生，故加黄精、桑椹补先天资后天。

【案四】 黄某，女，66岁，2011年4月14日初诊。

2010年2月因咳嗽、咳黄痰、咯血，于广州某三甲医院住院，查胸部CT提示：支气管扩张并感染，给予抗感染、止血、止咳化痰等处理后好转出院，但仍时有咳嗽、咳痰，汗多，疲倦乏力等不适，遂于门诊就诊。症见：咳嗽，咳黄色泡沫痰，无咳血，时有汗出，胸闷，气短乏力，平素易紧张，腹胀，纳一般，眠差，二便调，舌黯红，苔黄微干，脉弦细。既往非结核分枝杆菌肺病病史4年，经系统治疗2年，现已停药。

西医诊断：支气管扩张症；非结核分枝杆菌肺病

中医诊断：肺络张

辨证：肝火犯肺，痰瘀阻肺

治法：平肝清肺，止咳化痰，活血通络

处方：

| | | | |
|---|---|---|---|
| 北沙参15克 | 浙贝母20克 | 蜜百部15克 | 蜜枇杷叶15克 |
| 龙骨30克 | 牡蛎30克 | 郁金15克 | 牡丹皮20克 |
| 丝瓜络20克 | 铁包金20克 | 百合20克 | 白术15克 |
| 桑椹15克 | 法半夏15克 | 炒六神曲20克 | |

共7剂。

2011年4月21日二诊：咳嗽较前减少，但痰色仍黄，汗出减少，胸闷、气短、乏力减轻，纳可，睡眠差，二便调，舌红，苔薄黄，脉弦细。上方去郁金、牡丹皮、白术、桑椹等；加龙脷叶10克清肺化痰，黄柏15克清热燥湿、泻相火，鹿衔草15克补肝肾、止咳。共10剂。

2011年5月12日三诊：偶有咳嗽，但痰色转白，痰稍黏稠，汗出减少，腹胀，纳欠佳，睡眠较前改善，二便调，舌淡红，苔黄微腻，脉滑。上方去鹿衔草、黄柏、北沙参、浙贝母、百合、丝瓜络等；加鸡内金20克、炒麦芽20克健脾消食，布渣叶15克消食化痰，菟丝子、续断各20克补益肝肾。共10剂。

2011年5月26日四诊：2日前受凉后咳嗽咳痰增多，痰黄，纳眠尚可，二便调，舌淡红，苔薄白，脉细。上方去鸡内金、炒麦芽、布渣叶、菟丝子、续断等；加金荞麦、浙贝母各20克清肺化痰，荔枝核20克行气散结，前胡15克、杏仁10克、紫菀20克宣肃肺气、止咳化痰，仙鹤草15克防止出血，党参15克健脾益气。共4剂。

服药后患者咳嗽咳痰减少，后期治疗以清肺化痰、健脾平肝固肾为主，病情稳定，体重渐增。

按：患者既往非结核分枝杆菌肺病病史，肺中痰瘀久结，损伤肺气肺阴，加之长期服药，心情抑郁焦虑，“气有余便是火”，《知医必辨》曰：“人之五脏，惟肝易动而难静。其他脏有病，不过自病……惟肝一病，即延及他脏。”火伤肝阴，肝失濡养，阴虚火旺，上逆犯肺，灼伤肺阴，加重肺热；火盛炼液成痰，痰热互结，加重瘀阻，形成恶性循环。治疗之初当以平肝养肝为主，故重用龙骨、牡蛎、郁金、丹皮、桑椹等；支气管扩张病位在肺，治肺可缓病之急，故以浙贝母、蜜枇杷叶、蜜百部清肺润肺化痰，百合、北沙参养阴润肺，丝瓜络、铁包金活血通络，使瘀去痰结得化；脾为肺母，脾为生痰之源，故以法半夏、白术、炒六神曲固护中焦、健脾化湿，既可消生痰之源，亦可达培土生金之效；二诊时，肝火稍平，但脉仍有弦象，说明肝火仍未尽去，朱丹溪云“五志化火均属相火妄动”，故去郁金、牡丹皮、桑椹，改用苦寒之黄柏既可清热燥湿，亦可泻相火，痰色仍黄，故加龙脷叶加强清肺化痰之力；三诊时，病情稳定，以健脾固肾为主，使正盛邪退；四诊时，虽因受寒咳嗽咳痰加重，但因前几诊次中治标之余，兼顾培补正气，故病情虽有所加重，但尚算稳定，治疗在加大止咳化痰力度时，仍继续培补中土。因长期患病心理负担重，为防情志化火，后续治疗在疏导其情绪，清肺化痰、健脾固肾的同时，仍应适当平肝清肝柔肝。

**【案五】** 邓某，女，80岁，2015年5月26日初诊。

35年前因咳嗽、咳黄黏痰，间中咯血，于广东省某三甲医院住院治疗，查胸部CT提示：支气管扩张并感染，给予抗感染、止咳化痰等治疗后好转出院。出院后间断中西医门诊随诊，但仍多次因支气管扩张并感染住院。现患者及家属为求进一步中医治疗，遂至门诊就诊。症见：咳嗽，咳白黏痰，量一般，无咯血，胸闷气短，活动后明显，晨起口干口苦，疲倦乏力，形体瘦削，纳眠欠佳，二便尚调，舌淡红，苔白微腻，脉细。

西医诊断：支气管扩张症

中医诊断：肺络张

辨证：肺脾亏虚，痰浊阻肺

治法：健脾补肺，益气养阴，止咳化痰

处方：

太子参20克　北沙参15克　百合20克　黄芪20克
浙贝母20克　紫菀15克　苦杏仁10克　蜜枇杷叶15克
鸡内金15克　麦芽20克　桑叶10克　甘草5克
共7剂。

服药后咳嗽明显缓解，胸闷、气短改善，患者遂自行续服7剂。

2015年6月19日二诊：2天前因进食少许煎炸食物，咳嗽加重，咳黄黏痰，痰中带血，口干，纳眠欠佳，小便调，大便调，舌红，苔黄微腻，脉细。上方去太子参、黄芪、桑叶、百合等；加藕节40克消瘀血、止血妄行，金荞麦20克清热解毒、排脓祛瘀，桑白皮15克泻肺清肝，赤芍15克清热凉血散瘀。共7剂。

2015年7月2日三诊：偶有咳嗽，咳痰减少，质仍黏稠，无咳血，口干好转，纳差，眠一般，二便调，舌淡红，苔薄微黄，脉细弱。上方去藕节、金荞麦、桑白皮、赤芍等；加仙鹤草20克收敛止血、补虚，石斛、麦冬各20克养阴生津、润肺益胃，白术20克健脾益气。共7剂。

随访服药后，患者便无咳嗽咳痰，现仍间断门诊复诊，住院次数明显减少。

按:《血证论》载:“夫咳血之证。未有不与痰为缘者。人身之气以运血。人身之血。即以载气。血少。则气多不能载之。壅于内而为热。热则水津被灼。煎熬成痰。是以火旺则痰盛。痰盛则滞气之往来。气阻则壅积。而益生其热。故痰甚而火益旺。”详细记载了咳血的成因。本案患者素来体瘦,《灵枢·阴阳二十五人》言:“瘦而无泽者，气血俱不足。”又有记载云“瘦削燥红质”，血少气亏，血少为主，兼有燥热，则煎灼水津成痰，火愈旺，痰愈盛，壅滞于内，损伤肺络，便会引发咳血。治疗时补虚则助邪，逐邪则伤正，是惟攻补兼用，庶几两得其治。初诊病处稳定期，咳嗽咳痰不甚，无咳血，故先治其咳，补其虚；二诊因热气食物诱发痰火，加重咳嗽，“肺之气下输膀胱。转运大肠。通调津液。而主制节。制节下行。则气顺而息安。若制节不行。则气逆而咳。”故见大便稍结，以桑白皮泻肺，肺气降，则大肠得转，又因咳嗽气逆，牵动诸经之火以克肺金，故见咯血，添止血与凉血、清肝之品同用，防诸火克肺；三诊咳血已止，恐余热未清，再发出血，故加用收敛肺气、滋养肺胃之品。

**【案六】** 蔡某，女，57岁，2000年3月11日初诊。

20余年前开始出现反复咳嗽咳痰，当时未予重视，咳甚时自服止咳糖浆等药，咳嗽可稍缓解。10年前因症状加重，服药未能缓解，遂于广州某三甲医院住院，查胸部CT提示：①右肺中叶、左肺上叶舌段、左肺下叶前内基底段支气管扩张并感染；②双肺少许纤维灶；③双侧胸膜增厚。诊断为“支气管扩张并感染”，给予抗感染及对症治疗后好转出院。平素间断门诊就诊，1月前突发咯血1次，于本地医院治疗后，仍偶有痰中带血，遂至门诊就诊。症见：咳嗽，咳黄脓痰，咳甚气喘，晨起痰中带血，左侧胸胁部疼痛，口干，烦躁，纳眠一般，二便尚可，舌红，苔薄黄，脉弦。

西医诊断：支气管扩张症

中医诊断：肺络张

辨证：肝火犯肺，痰热阻肺

治法：清肝泻肺，化痰止血

处方：

| | | | |
|---|---|---|---|
| 北沙参 15 克 | 牡丹皮 20 克 | 柴胡 15 克 | 浙贝母 15 克 |
| 金荞麦 20 克 | 生地黄 15 克 | 桑白皮 15 克 | 仙鹤草 20 克 |
| 前胡 15 克 | 法半夏 15 克 | 栀子 10 克 | 苦杏仁 10 克 |
| 炙甘草 5 克 | | | |

共 7 剂。

2000 年 3 月 18 日二诊：咳嗽咳痰好转，痰色黄白，痰中血丝减少，口干、胸胁痛缓解，舌红，苔薄白，脉弦细。上方去柴胡、金荞麦、桑白皮、栀子等；加藕节 20 克收敛肺气、防止出血，玄参 15 克清热泻火凉血，麦冬 15 克、百合 20 克养阴润肺清心。共 7 剂。

随访患者诉服药后咳嗽咳痰明显减少，未再咯血，无口干等不适。

2000 年 7 月 8 日三诊：1 月前受凉后出现发热，咳嗽，咳大量黄脓痰，当地医院诊断为“肺部感染”，给予抗感染治疗 2 周后，热退，咳嗽、咳痰改善。现无发热，咳嗽，咳黄痰，无咳血，间中气短，口干口苦，乏力，纳差，眠一般，二便调，舌淡黯，苔白，脉细。考虑久病加之外感风寒之邪，肺脾气虚、痰浊蕴肺；治疗以健脾补气、温肺止咳化痰为主。

处方：

| | | | |
|---|---|---|---|
| 党参 20 克 | 茯苓 20 克 | 炒白术 20 克 | 橘红 5 克 |
| 紫菀 15 克 | 麦冬 15 克 | 鹿衔草 15 克 | 龙脷叶 15 克 |
| 炒麦芽 20 克 | 桑椹 15 克 | 细辛 3 克 | |

共 7 剂。

服药后咳嗽咳痰减轻，咳痰色白，气短乏力改善，胃纳明显改善，故自续服前方 7 剂。随访嘱患者注意饮食起居，预防感冒。

按：肝火犯肺为支气管扩张症急性发作的重要诱因。“肝气肝阳常有余”，或肝气旺于春，调护失当，可至肝气上逆犯肺，或情志失调，肝郁化火，木火刑金等均可损伤肺络，引起咯血、胸胁痛。“肝气舍于心”，肝旺则心火亦盛，故见心烦。《景岳全书·血证》云：“凡治血证，须知其要，而血动之由，惟火惟气耳。故察火者，但察其有火无火，察气者，但察其气虚气实。”因此临证之时，当辨明火之虚实，实火当清热泻火，虚火当滋阴降火。本案患者病程长达 20 余年，痰热耗伤气阴，本当阴虚火旺为主，但患者起病突然，伴烦躁，脉弦而无明显细象，胃口尚可，考虑情志化火，引动肝火。其火为虚实夹杂，实火为主。故初诊时以牡丹皮、柴胡、栀子、生地黄清肝，以除犯肺之实火，以北沙参养阴清肺，桑白皮、金荞麦、前胡等清肺泻肺、化痰止咳，仙鹤草收敛止血，炙甘草调和诸药；二诊时，咯血明显减少，实火得去，诸清泻之品久用反伤脾胃，故去之，现口干、脉弦而细，阴虚虚火为主，当养阴润燥以清热，故加玄参、麦冬、百合，服药7剂后热去咳平，患者病情进入稳定期；三诊为感受风寒之邪发病，表邪虽去，但损耗肺脾，加之久病脾肺本虚，治疗时当以健脾温肺为主，患者少许黄痰，加龙脷叶、麦冬、桑椹清肺润肺养阴，与补虚之品配伍寒温并用，补而不燥，清而无凉遏之弊。

**【案七】** 范某，女，65岁，2011年1月6日初诊。

20年前开始出现反复咳嗽、咳痰，于当地医院住院，诊断为支气管扩张（左下肺）、肺部感染，给予抗感染及对症处理后，症状改善出院。出院后仍时有咳嗽、咳痰，冬春季节明显，间断门诊治疗。近1个月自觉咳嗽明显加重，咳痰难出，伴有胸闷，于当地医院就诊，经抗感染、止咳化痰等治疗后，咳嗽好转，但痰更黏、难咯，胸闷加重，遂至门诊就诊。症见：咳嗽，咳黄黏痰，难咯，咽痒，胸闷，纳欠佳，入睡难，二便调，舌红，苔白厚，脉细。

西医诊断：支气管扩张症

中医诊断：肺络张

辨证：肺肾两虚，痰热阻肺

治法：调补肺肾，化痰止咳

处方：

| | | | |
|---|---|---|---|
| 桑椹20克 | 盐山萸肉15克 | 紫苏叶15克 | 苇茎20克 |
| 浙贝母20克 | 蜜枇杷叶15克 | 前胡15克 | 紫菀15克 |
| 法半夏15克 | 鸡内金20克 | 鹿衔草20克 | 北沙参10克 |
| 龙脷叶20克 | | | |

共14剂。

2011年2月1日二诊：咳嗽明显改善，痰仍黏稠难咯，咽痒，偶有胸闷，纳差，睡眠稍有改善，二便调，舌红，苔薄白，脉细。上方去苇茎、鹿衔草、北沙参、龙脷叶等；加金荞麦15克加大清热化痰之力，党参20克、人参叶15克健脾补肺、益气养阴，炒六神曲、炒麦芽各20克消食健脾。共14剂。

随访诉已无咳嗽、咳痰、胸闷，胃口可，偶有入睡难，但因入睡难已有5年余，故未继续复诊。

2012年1月5日三诊：近半月来入睡难，每于凌晨2~3时方能入睡，梦多，咳嗽加重，平卧时明显，痰黏难咯，口干，易怒，纳一般，二便调，舌红，苔薄白，脉弦细。考虑为睡眠欠佳，耗损肝肾阴液，相火上扰克肺，引动痰热致。治疗以平肝养阴、健脾益气、止咳化痰为主。

处方：

| | | | |
|---|---|---|---|
| 太子参 20 克 | 桑椹 20 克 | 牡丹皮 15 克 | 金荞麦 15 克 |
| 布渣叶 15 克 | 前胡 15 克 | 紫菀 15 克 | 龙脷叶 15 克 |
| 浙贝母 20 克 | 法半夏 15 克 | 白术 15 克 | |

共 7 剂。

服药后咳嗽咳痰改善，睡眠稍好转，但仍入睡难，梦多，仍易发怒，继续门诊复诊，以敛降相火，滋养肝肾，健脾补肺为法，治疗 1 月余后，无咳嗽咳痰，睡眠亦明显好转，每晚可睡 6~7 小时。

按：本案患者咳嗽咳痰日久，且兼夹睡眠障碍，虚实夹杂，病位在肺，与脾、肝、肾密不可分。实为阻肺之痰热，虚为耗损之气阴；脾为肺母，子病及母，肺病则脾损；久病及肾，肝肾同源，故肝肾亦虚。治疗当分疾病所处阶段，急则治标，缓则标本兼治。患者初诊前虽为急性加重，现已抗生素规范治疗，抗生素为寒凉之品，损伤脾阳，加重痰湿，痰湿上犯入肺，与宿痰相合化热，故见咳黄痰、咽痒等寒热并见之症。治当标本同治，治标为主，初诊以紫苏叶疏散内郁之风，苇茎、浙贝母、前胡、紫菀、龙脷叶、北沙参等清肺止咳化痰，共同治其标；《脾胃论》载：“内伤脾胃，百病由生。”张锡纯言：“肝胆内寄相火。”且肝肾同源，治本当健脾、补肝肾，故以桑椹、盐山萸肉、鹿衔草，摄纳肾阴、滋养柔金，法半夏、鸡内金，健脾化湿、祛生痰之源；二诊痰热已去大半，加大健脾固本力度，以求长久之计；三诊因眠差引发相火犯肺，致支气管扩张急性加重，此为诱发支气管扩张患者病情加重的重要原因之一，故治疗以清肺化痰、清肝养肝为法，后续治疗中以改善睡眠为主，亦是此理。

**【案八】** 史某，女，30 岁，1999 年 11 月 13 日初诊。

2 年前无明显诱因出现咳嗽、咳痰，伴咯血，于广州某三甲医院就诊，查胸部 CT 提示：右中肺支气管扩张并感染，给予抗感染、止血及止咳化痰等治疗后，血止、咳嗽咳痰好转出院。其后坚持中西医治疗，但因工作压力大，容易焦虑，经常熬夜，症状常有反复。2 周前因熬夜咳嗽、咳痰加重，伴咯血，经治疗好转，但时觉气紧，3 天前再发咯血，遂至门诊就诊。症见：咳嗽，咳白痰，量少，痰中带血丝，气紧，面色萎黄，口淡，纳差，眠差，小便调，大便偏烂，舌黯红，苔白微腻，脉弦细。

西医诊断：支气管扩张症

中医诊断：肺络张

辨证：气阴两虚，肺络受损

治法：补气敛肺，凉血止咳

处方：

牡丹皮 10 克　太子参 10 克　炒白术 10 克　白及 15 克
仙鹤草 15 克　藕节 15 克　牛膝 15 克　浙贝母 20 克
蜜枇杷叶 15 克　枳壳 15 克　炒麦芽 20 克　法半夏 15 克
共 14 剂。

2000 年 12 月 4 日二诊：咳嗽好转，咳少量白痰，时有咽痒，无咯血、气紧感，胃纳明显改善，眠差，舌红，苔薄白，脉弦细。上方去白及、藕节、仙鹤草、法半夏等；加麦冬、北沙参各 15 克养阴润肺清心，桑椹 20 克、熟地黄 10 克、续断 15 克补益肝肾。共 7 剂。

随访诉服药后已无咳嗽咳痰，睡眠改善，因工作繁忙，未继续复诊。

2002 年 1 月 7 日三诊：3 天前因劳累后出现流清涕，干咳，咽痒，纳眠差，大便硬，舌红，苔白，脉浮细。复查胸部 CT 提示：右中肺、右下肺背段少许支气管扩张并轻度感染。证属风邪袭肺，痰热内停；治疗以祛风解表，清肺化痰止咳为法。

处方：

仙鹤草 15 克　桑白皮 15 克　浙贝母 20 克　牛膝 20 克
紫菀 15 克　北沙参 15 克　玄参 15 克　紫苏叶 10 克
防风 10 克　布渣叶 10 克
共 5 剂。

2002 年 1 月 18 日四诊：无流涕，咳嗽，少许白黏痰，咽痒，纳可，眠差，二便调，舌尖红，苔薄白，脉弦。上方去仙鹤草、桑白皮、北沙参、紫苏叶、防风、布渣叶等；加麦冬 15 克养阴生津、润肺清心，蜜枇杷叶 15 克清肺止咳，乌梅 15 克敛肺止咳生津，麦芽 20 克消食和胃。共 5 剂。

1 月后外院复查胸部 CT 提示未见感染征象。现仍间断门诊复诊，病情稳定，睡眠明显改善。

按：《医学心悟·咳嗽》中指出："劳欲情志、饮食炙煿之火，自内攻之则亦鸣。"患者工作压力大、过度思虑、熬夜，必至血液耗亡，肝肾阴虚，相火上炎，"火旺则动速"，既可加重失眠，亦可引动肺内痰热，诱使疾病加重，若灼伤肺络，则出现咯血；另肝木夹相火克伐脾土，运化失调，气血化生不足，水湿内停，则见面色萎黄，口淡，大便偏烂，痰难尽除。正如《景岳全书》中云："水亏则火盛，火盛则刑金，金病则肺燥，肺燥则络伤而嗽血。"治疗时在清热止咳化痰的同时，应时时注意滋养肝肾、固护脾胃。此外，支气管扩张患者经积极治疗，症状虽可全消，但切记不可骤然停药，仍需调法更进，以资巩固，因为深伏于肺内余痰，日久已成顽痰痼疾，虽其量甚少，但一遇外感或七情、劳倦、饮食所伤极易复发。因此，坚持服药治疗应该成为支气管扩张缓解期治疗必不可少的环节。

【案九】何某，男，78岁，2004年8月11日初诊。

11年前因咳嗽、咯血，于广州某三甲医院住院，诊断为支气管扩张症，给予抗感染、止血及止咳化痰等处理后，好转出院，病情时有反复。2003年7月、2004年1月曾因咯血住院，给予卡巴克络、垂体后叶素及对症支持等治疗后，病情稳定出院。近半年来仍时有咳嗽、咳痰，进食温燥食物易咯血丝痰，咽部不适，烦躁易怒等不适，遂至门诊就诊。症见：咳嗽，咳白黏痰，难咯，偶痰中带血，咽部不适，偶有头晕、胸闷，烦躁易怒，无发热，二便尚可，纳眠一般，舌黯红，苔白，脉弦细。既往高血压、脑梗死后遗症病史5年，未遗留肢体乏力症状，平素生活可自理；冠状动脉粥样硬化心脏病3年，间中出现头晕、胸闷、气促，服用救心丹及休息后可缓解。

西医诊断：1. 支气管扩张症

2. 高血压病

3. 冠状动脉粥样硬化性心脏病

4. 脑梗死后遗症

中医诊断：肺络张

辨证：肝郁气滞，气阴两亏，痰浊阻肺

治法：疏肝理气，益气养阴，化痰止血

处方：

| | | | |
|---|---|---|---|
| 白芍20克 | 郁金20克 | 佛手10克 | 北沙参15克 |
| 浙贝母20克 | 麦冬10克 | 黄精10克 | 蜜枇杷叶15克 |
| 麦芽20克 | 牛膝10克 | 前胡15克 | 龙脷叶10克 |
| 太子参10克 | 藕节40克 | 百合20克 | |

共7剂。

2004年8月27日二诊：咳嗽咳痰好转，咯血已止，5天前天气变化，出现头晕、胸闷、气促，自服用救心丹及降压药后可稍缓解，现少许头晕，伴昏沉感，耳鸣，胸闷，偶有咳嗽，咳白黏痰，右膝不适，纳眠一般，二便调，舌黯红，苔稍黄，脉弦。考虑为外邪侵袭，引动肝风所致，当急则治标，以平肝潜阳为主。上方去白芍、郁金、佛手、北沙参、黄精、牛膝、龙脷叶、百合等；加天麻20克平抑肝阳止晕，升麻5克升提清气，使清阳之气上升而浊阴之气下降，老桑枝20克清肝、去骨火，龙骨30克平肝潜阳、收敛固摄，枳壳10克、炒白术20克健脾理气。共7剂。

2004年9月15日三诊：偶有头晕、胸闷，少许咳痰，急躁易怒，纳可，眠差，小便调，大便秘结，舌红，苔白微腻，脉细。上方去天麻、升麻、老桑枝、枳壳、炒白术等；加牡蛎30克重镇安神、潜阳补阴，知母15克清热泻火、生津润燥，牛膝15克补肝肾、引血下行，白芍30克平肝养血，龙脷叶10克清热化痰、润肠通便，麦芽增加为30克疏肝健脾。共7剂。

2004年10月10日四诊：无头晕、胸闷，少许咳痰，无咯血，急躁易怒缓解，汗出多，纳一般，眠差，大便稍干，舌淡红，苔白，脉沉细。考虑久病肝肾阴虚，虚火内灼，阴不敛阳，当以滋阴潜阳，养阴柔肝，宁心解郁为主。上方去蜜枇杷叶、浙贝母、龙脷叶、知母、牛膝等；加酸枣仁20克、远志15克、合欢花15克、首乌藤30克疏肝养心安神，浮小麦50克养心安神、止虚汗，桂枝5克降逆气，茯苓20克健脾宁心。共10剂。

随访诉诸症皆明显改善，后期守养肝补肺，益气养阴，化痰止咳之法，现患者病情稳定。

按：《内经》载："五脏六腑皆令人咳，非独肺也。"在灵活的辨证中，重视从肝论治是治疗支气管扩张症的一个重要特点。肝喜条达，恶抑郁，为"刚脏"，患者久病不愈，疏泄不及，情志抑郁，肝郁气结，久而化火，上扰心神，致心神难安，烦躁易怒；肝火上犯，木火刑金，耗损肺液，肺窍不通，肺络受灼，则见痰黏难咯、痰中带血；肝为心之母，肝气旺，则心火亦旺，心火上炎于咽，故见咽部不适感；肝火延及脑窍，则见头晕、易怒。为治之道，贵在求通，通调气机，以疏通肝气为先。然前三诊患者病处急性期发作期，肝郁化火和邪火迫肺症状明显，虽仅初诊有少许咯血，但其急躁易怒、眠差等症未见明显缓解，此为肝旺之象，若不急以平肝为首要任务，则肝火必重返灼肺，加重病情，再次咯血。肝火肺火，每因阴液亏损而愈旺，故治疗之要在平肝清火之余，更要滋养阴液，补肝肺之津损，方为长久之计，阴复则火自平降，火降则血自宁静，气顺则血自归经；四诊之时，肝旺之象改善，恐久用平肝清肝之品耗损阳气，补养阴液之品滋腻碍胃，故去诸味厚、寒凉之品，而以酸枣仁、远志、合欢花、首乌藤、浮小麦、桂枝、茯苓等，疏肝养肝，养心安神，使神安肝旺自平。整个治疗中标本兼治，养中兼清，补中有行，祛邪不伤正，扶正不碍邪，组方精巧，效如桴鼓。

**【案十】** 黄兆森，男，57岁，2008年2月11日初诊。

10年前感冒后开始出现咳嗽咳痰，咯大量白黏痰，时有咯血，无发热，于当地医院就诊，诊断为支气管扩张症，经抗感染、止血、止咳化痰等处理后症状得以改善，但此后每逢天气变化，咳嗽咳痰便加重，近1月来再发咳嗽，咳白痰，痰中间夹血丝，遂至门诊就诊。症见：咳嗽，痰白，痰中时夹血丝，偶有胸闷，呼吸不畅感，倦怠，纳眠一般，二便调，舌红，苔白微腻，脉弦细。既往陈旧性肺结核病史30年。

西医诊断：支气管扩张症

中医诊断：肺络张

辨证：阴虚火旺，灼伤肺络

治法：养阴止血，止咳化痰

处方：

麦冬15克　北沙参15克　藕节40克　蜜枇杷叶15克
仙鹤草15克　白及15克　白茅根20克　麦芽20克
前胡15克　防风10克　布渣叶15克　浙贝母20克
共14剂。

2008年3月11日二诊：咳嗽症状减轻，已无咯血。1周前受凉后咳嗽、咳痰增多，咯白稀痰，时胸闷、气喘，倦怠，纳眠尚可，二便调，舌淡黯，苔白腻，脉弦紧。考虑为风寒束表，肺失宣降，治疗以散寒解表，宣肺祛痰为法。拟射干麻黄汤加减。

处方：

蜜麻黄5克　射干10克　法半夏10克　浙贝母20克
炒白术20克　厚朴10克　桑椹20克　龙脷叶15克
茯苓20克　甘草5克
共10剂。

2008年4月8日三诊：咳嗽、胸闷明显减轻，咳嗽上午为主，咳少量白痰，仍有呼吸不畅感，倦怠稍好转，纳眠可，二便调，舌淡，苔白，脉弦细。上方去厚朴、桑椹、龙脷叶、甘草等；加藕节20克、白及15克消肺中瘀滞、收敛出血，地龙10克通经活络、平喘，太子参10克益气养阴，淫羊藿10克温补肾阳。共10剂。

2008年4月25日四诊：无明显咳嗽，偶有咳痰、胸闷，精神可，纳眠可，二便调，舌淡红，苔薄白，中根部微厚，脉细。上方去藕节、白及、蜜枇杷叶、炒白术、太子参、淫羊藿等；加党参10克、北沙参15克、百合20克气阴同补，陈皮10克合法半夏加强化痰理气之力，续断20克补益肝肾。共14剂。

随访诸症均有缓解，间断门诊随诊，生活如常。

按：支气管扩张症目前仍为临床上较为难治的疾病，这不仅因为它病程长、病情缠绵，而且病理变化错综复杂。本病多为本虚标实，肺脾肾亏虚为本，痰、热、瘀为标。中医的分期治疗是个很好的思路，急则治标，缓则治本，其中尤其需要强调缓解期的持续治疗。通过缓解期治疗，控制疾病反复发作，防止进一步恶化，是其治疗的重要目标。本案患者是支气管扩张众多证型中的一种，久病导致肺脾肾三脏亏虚为本，阳、气、阴均有不足，但以阴虚为著。治疗时当以补益肺脾肾三脏之阳气、阴津为长期治则，据各诊证候之不同，灵活立法，选药。初诊时，患者痰中带血，急则治标，故以清肺养肺止血为法；二诊时，患者因受凉而咳嗽、咳痰加重，但此时表现为寒痰犯肺为主，治疗时亦不可因其既往发作咯血而避温热之药远之，当以辨证论治立法处方，《金匮要略·肺痿肺痈咳嗽上气病脉证治第七》曰："咳而上气，喉中水鸡声，射干麻黄汤主之。"故以射干麻黄汤为底宣肺散寒解表。虽用蜜麻黄、法半夏、厚朴等温燥之品，但仍因考虑周全，防其化热灼伤肺络，再发咯血，故配伍射干，合蜜麻黄宣降肺气、止咳除痰，加用浙贝母、龙脷叶、桑椹等清润化痰、养阴生津之品，制约法半夏、厚朴之燥，另以白术、茯苓、甘草等既可固护脾胃、亦可调和寒热诸药。可见据症选方方为上策，既往发病情况可作为判断其体质，配伍选药的佐证，而非绝对准则；三诊、四诊时其痰饮已消，当续以原法治之，以平调肺脾肾之阴阳为主，其中三诊时用藕节、白及、地龙之品，非为止血，实为未病先防之意。

**【案十一】** 唐某，女，26岁，1999年11月8日初诊。

5年前因咳嗽、咳黄脓痰、咯血等不适，就诊于当地某医院诊断为支气管扩张症，经住院治疗后，好转出院，平素偶有咳嗽、咳痰，每因疲劳及感受外邪加重。近1年半来咳嗽、咳痰加重次数明显增多；1999年5月因进食热气食物后出现痰中带血，遂于当地医院住院，查胸部CT提示：右下肺支气管扩张，予抗感染、止咳化痰等处理后好转出院，但仍时有咳嗽、痰多、胸痛等不适，遂于门诊就诊。症见：咳嗽，咳痰，痰色黄白相兼，量多，无发热，无咳血，胸痛，非压榨性，疲倦乏力，纳差，眠可，二便调，舌淡红，苔白微厚，脉弦细。

西医诊断：支气管扩张症

中医诊断：肺络张

辨证：痰浊阻肺，脾肾不足

治法：化痰止咳，健脾固肾

处方：

金荞麦20克　　枳壳15克　　炒麦芽20克　　丹参10克

法半夏 15 克　　前胡 15 克　　紫菀 15 克　　桑椹 20 克
菟丝子 20 克　　浙贝母 20 克　　白术 15 克
共 15 剂。

1999 年 12 月 6 日二诊：咳嗽、咳痰减少，痰偏黄，无咳血，胸痛好转，胃纳改善，眠可，小便调，大便偏硬，日 1 次，舌淡红，苔黄厚，脉弦。上方去法半夏、炒麦芽、白术；加龙脷叶 10 克加大清热化痰力度，兼可润肺通便，布渣叶 10 克清热化痰、消食除滞，荔枝核 30 克行散滞气、止胸痛，人参叶、北沙参各 15 克益气养阴。共 14 剂。

2000 年 1 月 10 日三诊：服药后基本已无咳嗽咳痰，3 天前因进食热气食物，再发咳黄脓痰，咳甚稍气急，无咳血，无胸痛，口干，神疲，纳眠尚可，二便调，舌淡红，苔薄微黄，脉弦细。上方去荔枝核、人参叶等；加金礞石 20 克坠痰下气，太子参、百合各 15 克益气养阴。共 10 剂。

2000 年 3 月 13 日四诊：黄脓痰明显减少，偶有咳嗽，无气急感，纳眠可，二便调，舌淡红，苔薄白，脉细。上方去金礞石、枳壳等；加蜜枇杷叶 15 克、前胡 15 克、苦杏仁 10 克止咳化痰。共 7 剂。

服药后诸症均消，现每年定期门诊复诊，急性加重次数明显减少。

按：患者反复咳嗽、咳痰，偶有咯血、胸痛，病之位在肺；然为何反复发作，细观其兼夹症状，仅偶有口干、纳差、乏力等不适，表现为气阴耗损，脾胃食滞；脉弦为痰食内停，脉细为津伤，此均为正虚邪恋之象，故疾病反复发作。《景岳全书·咳血论治》云："……咳、嗽、咯、唾等血，无不有关于肾也。何也？盖肾脉从肾上贯肝膈，入肺中，循喉咙，挟舌本，其支者从肺出络心，注胸中，此肺肾相联而病则俱病矣。且血本精类，而肾主五液。故凡病血者，虽有五脏之辨，然无不由于水亏。水亏则火盛，火盛则刑金，金病则肺燥，肺燥则络伤而嗽血，液涸而成痰。此其病标固在肺，而病本则在肾也。"肾为水火之宅，张介宾亦言："肾中自有水火，水虚本不能滋养，火虚尤不能化生有善。"故治本重在调肾，初诊即以桑椹、菟丝子调补肾中阴阳，使肾水足则火不盛，火不盛则肺不燥，肺不燥则络不伤，络不伤则不咳血，以浙贝母、金荞麦、前胡、紫菀等止咳化痰，治其标，"脾为生痰之源"，且患者纳差，故以法半夏、炒麦芽、白术止咳健脾消食，理气化痰，久病入络，离经之血亦容易产生血瘀，故见胸痛，《纲目》言丹参为"手少阴、厥阴血分药"，故以一味丹参清热凉血活血；二诊、三诊、四诊时分别据症状变化，辨证加减，但因肾液难滋，故用人参叶、北沙参、太子参、百合等，先养肺液，缓缓图之。

**【案十二】** 邝某，女，67 岁，2009 年 4 月 7 日初诊。

20年前因反复咯黄脓痰于当地医院就诊，诊断为支气管扩张症，多次住院予抗感染及对症治疗。2008年9月因咯血于某三甲医院住院，经止血、抗感染等治疗后好转出院，但仍时有咳嗽，遂至我门诊就诊。症见：咳嗽，咳少量白痰，无咯血，时有胸闷、气紧感，气喘，活动后加重，后背部隐痛，心悸，口干，平素怕冷，夜间汗出多，纳差，多梦，二便调，舌边尖红，苔薄黄微腻，脉滑。过敏史：鱼腥草、头孢类抗生素、阿司咪唑、盐酸左氧氟沙星注射剂等。既往陈旧性肺结核病史。

西医诊断：1. 支气管扩张症

2. 陈旧性肺结核

中医诊断：肺络张

辨证：肝肾阴虚，虚火犯肺，脾虚食积

治法：补益肝肾，止咳化痰，兼消食健脾

处方：

| | | | |
|---|---|---|---|
| 谷芽20克 | 鸡内金10克 | 厚朴15克 | 蜜枇杷叶15克 |
| 浙贝母20克 | 前胡15克 | 紫菀15克 | 白术20克 |
| 茯苓20克 | 女贞子15克 | 旱莲草15克 | |

共7剂。

2009年4月14日二诊：昨日咯血1次，量约3ml，色鲜红，自服止血药后未再咯血，现咳嗽较前稍减，少痰，难咯，无咯血，气促，气紧感，后背部隐痛，偶有心悸，口干，纳可，多梦，小便调，大便2天1次，舌边尖红，苔薄黄微腻，脉弦细。上方去谷芽、鸡内金、厚朴、前胡、旱莲草等；加黄柏、牛膝各15克平相火，知母15克清热泻火，生津润燥，桑白皮10克泻肺热，麦冬10克养阴清热。共7剂。

2009年4月21日三诊：咳嗽咳痰减少，无咯血，气促、气紧、后背隐痛感、心悸、口干、睡眠等明显好转，纳可，小便调，大便偏干，舌淡红，苔薄白，脉弦细。上方去牛膝、黄柏、知母、桑白皮等；麦冬加为20克加大补养肺阴之力；加龙脷叶10克清肺化痰，鹿衔草10克补肝肾、止咳，甘草5克补脾益气，调和诸药。共7剂。

2009年4月28日四诊：少许咳嗽咳痰，无咯血，怕冷，倦怠感，纳眠可，小便调，大便偏干，1天1次，舌淡红，苔薄白，脉弱。上方去鹿衔草、龙脷叶等；加黄芪、党参各15克健脾益气，淫羊藿10克温补肾阳，陈皮10克理气化痰。共7剂。

后续继以清肺化痰，结合健脾固肾之法，固护正气，增强体质，减少外感次数，以减少复发，防止加重。现患者仍间断门诊复诊。

按：患者痰热内盛，阻于肺脏，灼伤肺络，故见咳嗽、咳痰、咳血；

痰热耗损津液故见口干；胸中气机被痰阻滞，出现胸闷、气紧；“邪之所凑，其气必虚”，肺病日久，致肺气不足，且其年过六旬，脏气日衰，肾气尤甚，肺肾之气同亏，卫外无力，故怕冷；纳气无力，故气喘，活动后加重；叶天士云：“太阴湿土，得阳始运，阳明燥土，得阴自安。以脾喜刚燥，胃喜柔润也。”痰热内蕴，燥润皆失，脾胃内伤，致饮食积滞化热，故纳差，苔黄腻；肾为水火之宅，阴阳互根互用，肾之阳气亏虚，日久肝肾阴液亦不足，阴虚生内热，虚火上犯，正如《傅青主男科》记载：“凡人肾火逆扶肝气而上冲，以致作喘，甚有吐红粉痰者，此又肾火炎上以烧肺金，肺热不能克肝而龙雷之火升腾矣。”患者虚火上犯灼肺，加重上述诸症，亦出现后背部隐痛，心悸，夜间汗出多，多梦，舌边尖红等。治疗用药当分清标本缓急，初治应清肺化痰，消食积、清滞热，与清虚火、平虚火、养肝肾之阴并进；待虚火、痰热、食滞得消，则可加用黄芪、党参、淫羊藿等温补之品健脾固肾。使正盛邪退，岂有不奏功者乎？

**【案十三】** 李某，女，56岁，2009年6月2日初诊。

2007年3月因反复咳嗽咳痰多年，于当地医院就诊，诊断为支气管扩张症，经抗感染等治疗后好转。2009年5月23日受风后再发咳嗽，咳黄脓痰，量多，于当地医院住院，行胸部CT检查提示：左肺下叶支气管狭窄，左肺下叶不张，右肺中叶轻度支气管扩张，中叶及左肺上叶散在炎症，经抗感染及对症处理后好转出院，但咳嗽咳痰仍反复发作，遂至门诊就诊。症见：咳嗽，痰多，晨起痰稍黄，无发热恶寒，无咽痛咽痒，无鼻塞流涕，纳欠佳，易醒，小便调，大便偏烂，舌淡黯，苔薄白，脉沉细。

西医诊断：1. 支气管扩张症
　　　　　2. 肺不张

中医诊断：肺络张

辨证：肺失宣降，痰湿内阻，肝肾不足

治法：宣肺化痰，补益肝肾

处方：

| | | | |
|---|---|---|---|
| 浙贝母20克 | 紫菀15克 | 蜜枇杷叶15克 | 黄精15克 |
| 橘红5克 | 细辛3克 | 蜜麻黄5克 | 芒果核20克 |
| 菟丝子15克 | 桑椹15克 | | |

共5剂。

2009年7月2日二诊，基本无咳嗽，痰较前明显减少，偶有黏痰，纳一般，易醒，二便调，舌淡红，苔薄白，脉细。上方去蜜枇杷叶、橘红、细辛、蜜麻黄、芒果核；加龙脷叶10克润肺清热化痰，女贞子15克补肝肾之阴，首乌藤30克养血安神，太子参15克益气养阴，麦芽20克健脾和胃、疏肝行气。共4剂。

随访诉服用上方后已无咳嗽、咳痰，胃口、睡眠明显改善。

按：患者病初为外邪犯肺，肺宣发肃降及通调水道功能失调，气不布津，致痰湿形成，因治疗调护不当，外邪未能尽去，伏于肺内，郁久化热，形成本病；脾为肺之母，“子盗母气”，肺病则脾亦受病，脾病，水湿无以运化，痰浊由内而生，上犯储于肺内，使肺脾为痰浊所困，故见咳嗽，咳痰，纳差，大便烂；“脾胃为气血化生之源”“肺主一身之气”，脾肺不足，外邪易袭，导致咳嗽，咳痰反复发作；“肾阴为人体阴液之根本”，久病肾阴必伤，“肝肾同源”，肝肾阴虚，虚火上扰心神，引起眠差。总之，本案患者之肺络张因痰热蕴肺致，与跟肝、脾、肾三脏关系密切。《医宗必读·痰饮》：“按：痰之为病十常六七，而《内经》叙痰饮四条，皆因湿土为害。故先哲云：“脾为生痰之源……脾复健运之常，而痰自化矣。”故治疗时当清肺化痰，健脾化湿，固护卫表，调补肝肾四法相结合，尤应重视固护脾胃，除生痰之源。

**【案十四】** 黄某，女，48岁，2012年8月11日初诊。

7年前开始出现反复咳嗽、咳痰，未予重视。4年前曾因咯血，经某医院检查，诊断为支气管扩张症，经止血、抗感染、止咳化痰等处理后，好转出院。4年来仍时有咳嗽、咳黄脓痰，平素未规范治疗，仅咳甚、痰多时自服抗生素。1月前感冒后原有症状加重，并出现右侧背痛，咳嗽时加重，自服头孢、穿心莲片等未见缓解，遂至门诊就诊。症见：咳嗽，咳大量黄脓痰，无咳血，右侧背痛，咳时尤甚，咽干咽痒，平素易疲倦，纳眠尚可，二便调，舌淡红，苔白中根部微厚，脉弦滑。

西医诊断：支气管扩张症

中医诊断：肺络张

辨证：痰热阻肺，气阴不足

治法：清肺化痰，益气养阴

处方：

苇茎20克　　前胡15克　　紫菀15克　　北杏10克
桔梗10克　　太子参10克　　黄精15克　　浙贝母20克
荔枝核20克　　龙脷叶10克
共7剂。

2012年8月25日二诊，咳嗽减轻，黄脓痰明显减少，无背痛，咽干，纳眠可，二便调，舌淡红，苔薄白，脉弦细。上方去苇茎、桔梗、龙脷叶、荔枝核、黄精等；太子参改为党参10克、加黄芪15克、麦芽20克固护脾胃、培土生金，加百合、北沙参各20克补养肺阴，五味子10克敛肺滋肾生津，鹿衔草10克补肝肾、止咳。共7剂。

2012年9月17日三诊，4日前感冒，咳嗽，黄脓痰增多，痰吐为快，咽部异物感、咽干，纳眠可，二便调，舌淡红，稍胖大，苔白微腻，脉细。上方去党参、黄芪、五味子、百合、北沙参等；加苇茎、金礞石各20克清痰、坠痰，荔枝核30克理气化痰，茯苓20克、陈皮5克健脾理气化痰。共7剂。

患者间中复诊，均以止咳化痰、健脾理气、益气养阴为主，诸症皆明显改善。

2012年10月27日四诊，偶有咳嗽，咳痰，痰少，白痰为主，咽干，纳眠可，二便调，舌淡红，苔薄白，脉细。上方减止咳化痰之药；加沙参、麦冬各20克养阴润肺，四君子汤健脾益气，桑椹20克滋阴益肾。嘱患者反复服用本方2~3周，每周服5天即可。服药后若大便烂，则去桑椹。

随访患者至今，仅感冒后偶有咳嗽、咳白痰，迄今为止未再咯血。

按：《疡医大全》记载："肺痈者，劳伤气血，内有积热，外受风寒，胸中满急，隐隐作痛，咽干口燥，时出浊唾腥臭，若吐脓如米粥者死。"患者咳嗽、咳痰7年余，痰湿久留肺中，蕴而化热，灼伤肺络，耗损阴液，"火与元气不两立"，致元气亦不足，形成痰热阻肺、气阴不足之证。治疗当以清热排脓为先，"贵流不贵滞"，痰热驱逐，血气流通，肺之正常生理功能方能恢复。正如张从正言："余虽用补，未尝不以攻药居其先，何也？盖邪未去而不可言补，补之则适足资寇。"另患者平素滥用抗生素，损伤脾阳，运化水湿无力，聚湿生痰，虽欲祛邪，但应时时注意固护脾胃，防后天之本欲虚。故初诊时在止咳化痰、理气通络的基础上，加太子参、黄精，以健脾、补气养阴；二、三、四诊时，患者痰减，邪气势弱，故加大健脾补虚力度。

**【案十五】**孔某，女，61岁，2000年9月15日初诊。

15年前因咳嗽咳痰，咯血，于当地医院住院治疗，诊断为支气管扩张症，予抗感染、止血、止咳化痰等处理后好转出院，但咳嗽咳痰反复不断，常自服抗生素或于当地医院治疗。1月前因咳嗽、咳痰加重，时有咳血，再次住院治疗好转出院后，仍时有心悸，出汗多，疲倦，为求进一步中医治疗，遂至门诊就诊。症见：咳嗽，咳黄白痰，量多，无咳血，时有心悸、胸闷，疲倦乏力，汗出多，腰部酸软，纳差，入睡难，二便尚调，舌淡红，苔黄厚，脉细。既往陈旧性肺结核病史30余年。

西医诊断：1. 支气管扩张症

2. 陈旧性肺结核

中医诊断：肺络张

辨证：痰热蕴肺，脾肾两虚

治法：宣肺化痰，健脾固肾

处方：

| | | | |
|---|---|---|---|
| 浙贝 30 克 | 蜜枇杷叶 15 克 | 前胡 15 克 | 紫菀 15 克 |
| 苦杏仁 10 克 | 桔梗 10 克 | 橘红 5 克 | 党参 15 克 |
| 金樱子 20 克 | 麦芽 30 克 | 枳壳 10 克 | 北沙参 15 克 |

共 14 剂。

2000 年 10 月 20 日二诊：咳嗽咳痰减少，痰中偶有血丝，心悸胸闷较前好转，余症状大体同前，舌淡红，苔黄微厚，脉细。上方去前胡、桔梗、橘红、枳壳;《得配本草》载党参“气滞怒火盛者禁用”，患者肺热盛而气虚，故党参减为 10 克；北沙参加至 20 克加强清热养阴、润肺止咳；加龙脷叶 10 克清热化痰，藕节 40 克凉血止血，白及 20 克收敛止血，牛膝 30 克、桑寄生 20 克补养肝肾，牛膝兼可引火下行。共 14 剂。

2000 年 11 月 15 日三诊：偶有咳嗽咳痰，痰中无血丝，稍有心悸，无胸闷，疲倦，汗多减少，腰部酸软，纳欠佳，入睡难，二便调，舌淡红，尖红，苔黄微腻，脉细数。上方去金樱子、麦芽、北沙参、牛膝、桑寄生、藕节；肺火得平，故党参加为 15 克，白及加至 30 克收敛肺气，防止出血，加煅龙牡各 30 克滋阴潜阳，首乌藤 30 克养血安神，合欢花 15 克疏郁、理气、安神，四者同用可助安眠；加炒黄连 3 克清心胃之火，布渣叶 5 克清热消食化滞，防心胃之火点肝火。共 7 剂。

2000 年 12 月 1 日四诊：无明显咳嗽、咳痰，无咳血，怕冷，汗出多，腰部酸软，纳眠可，二便调，舌淡红，苔薄白，脉沉细。患者虚火得收，故开始出现怕冷，治当温固中下焦。上方去止咳化痰止血之浙贝母、蜜枇杷叶、苦杏仁、龙脷叶、白及，去清热之炒黄连、布渣叶；加桂枝黄芪五物汤益气温经、和血散寒；加菟丝子 15 克、淫羊藿 10 克温补肾阳。共 7 剂。

患者继续间断门诊复诊月余，诸症悉平。

按：患者病为肺络张，其症为咳嗽、咳痰、咳血，病之标为痰热互结于肺，《素问·宣明论方》云：“喉中介介如梗状，甚则嗽血也。胸满气喘，痰盛稠粘，皆肺气热也。”然此患者病之本却为肺脾肾三脏俱虚。痰热蕴久损津液，津亏化气无源，至肺之气阴两虚，《类证治裁》载：“肺为气之主，肾为气之根，肺主出气，肾主纳气。”《证治准绳》亦云：“肺虚则少气而喘，若久病仍迁延不愈，由肺及肾，则肺肾俱虚。”脾胃为后天之本，肾为先天之本，先后天相互依存，故肾气不足，亦会导致脾气虚弱，运化无力，因此有痰多、疲倦、怕冷、汗出多、腰膝酸软等不适。肾阳亏虚，相火上炎，引发失眠，又可加重肺热。治疗时急性期当以治标为主，标实得清，进入稳定期，再逐渐温阳，方为上策。故初诊时用浙贝母、蜜枇杷叶、前胡、紫菀、杏仁、枳桔散、橘红大队宣降肺气、止咳化痰之品；以党参、麦芽、金樱子三味健脾固肾，扶助正气。后续诊次病情渐稳，逐渐加大温补力度，以求治本。

# 第八章 肺胀

# 第一节 肺胀概述

肺胀是多种慢性肺系疾患反复发作迁延不愈，导致肺气胀满，不能敛降的一种病证。临床表现为胸部膨满，憋闷如塞，喘息上气，咳嗽痰多，烦躁，心慌等。其病程缠绵，时轻时重，经久难愈，严重者可出现面色晦黯，唇甲发绀，脘腹胀满，肢体浮肿，甚或喘脱等危重证候。与现代医学中慢性支气管炎合并肺气肿、慢性阻塞性肺疾病、肺源性心脏病等相类似。

肺胀的记载最早见于《黄帝内经》,《灵枢·胀论》篇曰："肺胀者，虚满而喘咳。"《灵枢·经脉》曰："肺手太阴之脉……是动则病肺胀满膨膨而喘咳。"明确指出肺胀病名及症状表现。东汉时期张仲景进一步概括了肺胀的证候特点，并提出相应的治疗方法。如《金匮要略·肺痿肺痈咳嗽上气病脉证治》指出："咳而上气，此为肺胀，其人喘，目如脱状，脉浮大者，越婢加半夏汤主之。""肺胀，咳而上气，烦躁而喘，脉浮者，心下有水气，小青龙加石膏汤主之"，自此奠定了肺胀分型论治的基础。

病因方面，肺虚感邪是主要原因。久病肺虚，痰浊壅滞是肺胀发生的内在因素；六淫乘袭、饮食不节、情志受扰、劳欲过度都能成为发病的诱因，其中尤以外邪侵袭为主，内外合邪，致使疾病发生。

病机方面，肺主气，司呼吸，开窍于鼻，外合皮毛，故外邪每从口鼻入侵，首先犯肺，导致肺失宣肃，气机升降失司；加之久病肺虚，卫外不固，邪气趁虚而入，从而诱发肺胀或加重病情。正如秦景明《症因脉治》所说："肺胀之因，内有郁结，先伤肺气，外复感邪，肺气不得发泄，则肺胀作矣。"故正邪相搏，肺气内郁，痰浊壅滞，气留肺间为主要病机。若肺病及脾，脾失健运，则可肺脾两虚；肺虚及肾，肾气不纳，可致喘促日甚，短气难以接续；若肺病及心，无力推动血脉运行，最终导致心气亏虚、心阳衰竭之危候。故肺胀病变首先在肺，继而累积脾、肾，乃及于心。

甄氏认为肺胀的病理性质为本虚而标实，正虚与邪实互为因果，从而形成肺胀本虚标实、虚实夹杂的复杂病症。痰浊和瘀血是最重要的病理因素，两者可相互影响，又可相兼为病，如隋代巢元方《诸病源候论·诸痰候》曰："诸痰者，此由血脉壅塞，饮水积聚而不消散，故能痰也。"临床所见，痰浊尤多，特别于疾病早、中期，晚期多兼有血瘀，国医大师邓铁涛也曾说："痰是瘀的初期阶段，瘀是痰浊的进一步发展。"岭南地区还需注意湿邪为患，痰湿互结的情况。

治疗上，多数医家遵循"急则治其标、缓则治其本"的原则，但甄氏认为单纯治标则正虚难复，若单纯治本则祛邪不力，只有权衡轻重，标本兼治，虚实两顾方能奏效。治疗过程中尤其需要固护中焦脾胃，盖因中阳不运，最易积湿成痰，痰湿互结而致病情缠绵。脾胃为后天之本，气血生化之源，可运化水谷精微生成中气，中气充足，痰湿可化；同时，水谷之气中慓悍滑利部分形成卫气，卫气充足，御邪可为，因此固护中焦脾胃当贯穿本病治疗的始终。

## 第二节 肺胀案

**【案一】** 丁某某，男，35岁，1999年7月16日初诊。

患者幼时即患发作性气促，每到天气变化、季节转换时易发作，未予重视。年长后因反复咳喘，间断中、西门诊治疗，但极易反复。近3年来，反复易感，咳嗽，伴有活动后气促，曾到东莞某医院行胸部CT及肺功能检查，诊断为慢性阻塞性肺疾病，给予沙美特罗替卡松等药物吸入规律治疗后，气促发作略有减少，但仍有咳嗽、咳痰等不适，遂于我门诊就诊。症见：咳嗽，痰白质稀，少许活动即感气促，时有胸中憋闷感，面色㿠白，易疲倦，畏寒，喜饮热饮，夜尿1~2次，胃纳差。舌淡黯，苔薄白稍干，脉沉细。

西医诊断：慢性阻塞性肺疾病

中医诊断：肺胀

辨证：脾肾亏虚，痰阻气逆

治法：健脾化痰，补肾纳气

处方：

| | | | |
|---|---|---|---|
| 党参20克 | 炒白术20克 | 茯苓20克 | 炒麦芽20克 |
| 炒六神曲15克 | 黄精20克 | 巴戟天20克 | 淫羊藿15克 |
| 黄芪20克 | 桑椹20克 | 龙脷叶10克 | 枳壳15克 |
| 甘草5克 | | | |

共14剂。

1999年8月4日二诊：精神好转，仍觉畏寒，活动后气促较前减轻，无咳嗽，间中能咯出少量白痰，胃纳改善，二便调。舌淡黯，苔白微腻，脉沉细。上方去炒六神曲、桑椹、龙脷叶、枳壳等；加布渣叶10克健脾化湿，金樱子20克、菟丝子10克补肾纳气。共14剂。

1999年8月20日三诊：偶有咳嗽，痰白，胸部少许憋闷感，活动后气促明显，夜间可平卧，畏寒有所缓解，纳眠尚可，二便调。舌淡黯，苔白，脉细。上方去金樱子、布渣叶；加蜜麻黄10克、紫苏子15克、厚朴10克、橘红10克化痰平喘降气。共14剂。

随后间断在门诊治疗近3月余，感冒次数明显减少，疲乏、畏寒、气促等症状均明显好转，后以每一季度坚持复诊，至今已有2年余，未因慢性阻塞性肺疾病急性发作而住院治疗。

按：肺胀之发，每由外邪触动而发，此患者肺病日久，肺虚敷布失司不能化津，而出现反复易感、咳喘，《诸病源候论·咳逆短气候》云："肺虚为微寒所伤，则咳嗽。嗽则气还于肺间，则肺胀；肺胀则气逆。而肺本虚，气为不足，复为邪所乘，壅痞不能宣畅，故为逆短气也。"此患者脾、肾亏虚乃其根本，脾虚则健运无权，痰湿内生，中气不足，故面白、痰稀、疲乏、纳差；肾虚则温煦不足，摄纳失常，气不归元，见畏寒、喘憋、夜尿、气促、动则尤甚；再加上时有外邪侵袭，遇寒即发，而成喘咳标实之证；舌淡黯，苔薄白稍干，脉沉细均为脾肾亏虚，痰阻气逆之象。《医宗必读·喘》曰："治实者攻之即效，无所难也；治虚者补之未必即效，须悠久成功，其间转折进退，良非易也。"临证需分清邪正缓急、虚实。故治疗上健脾化痰，益肾填精，佐以宣肺降气平喘之品，缓缓图之，经一段时间调理后，望其正气得充、邪气难入而向愈。

**【案二】** 禹某，男，63岁，2000年10月20日初诊。

10年前开始反复咳嗽、咳痰，伴有渐进性活动后呼吸困难，3年前曾就诊于湖南某医院，胸部CT提示慢支、肺气肿改变，双下肺支气管扩张并感染，行肺功能检查提示：重度混合性通气功能障碍，诊断为慢性阻塞性肺病、支气管扩张并感染，经抗感染、止咳、平喘等治疗后症状好转出院。但近2年咳喘发作频繁，每年至少住院治疗3~4次。近半年活动耐力明显下降，行走约20米左右即感气促，晨起咳嗽明显，痰多为黄色，夜间尚可平卧，双下肢少许浮肿，遂于门诊就诊。症见：咳嗽，咯黄绿色黏痰，间中呈块状，气喘，活动后加重，可平卧，胸部胀满，平素怕冷，眠差，难以入睡，纳一般，二便调。舌黯红，苔薄黄微腻，脉滑数。

西医诊断：1. 慢性阻塞性肺疾病

2. 支气管扩张症

中医诊断：肺胀

辨证：痰热蕴肺，肺脾不足

治法：清热化痰，泻肺平喘，佐以补肺健脾

处方：

| | | | |
|---|---|---|---|
| 蜜麻黄 10 克 | 葶苈子 15 克 | 炒薏苡仁 30 克 | 泽泻 20 克 |
| 浙贝母 20 克 | 蜜枇杷叶 15 克 | 苇茎 20 克 | 法半夏 15 克 |
| 紫苏子 15 克 | 炒麦芽 30 克 | | |

共 10 剂。

2000 年 10 月 29 日二诊：咳嗽减，有痰质稀，色黄白为主，易咯出，后背有冷感，怕风，纳可，眠差，小便调，大便偏烂，舌黯红，苔薄黄，脉弦滑。上方去泽泻、苇茎等清肺化痰之药；加桂枝 15 克、黄芪 30 克益气固表，补骨脂、淫羊藿各 10 克补肾纳气。共 7 剂。

2000 年 11 月 7 日三诊：偶有咳嗽，晨起间有咳痰，少量白色黏痰，活动后气喘好转，仍觉怕冷，腰酸，胃纳一般，眠差，夜尿 2~3 次，大便偏烂，舌淡黯，舌体胖大，苔薄白，脉弦细。上方去蜜枇杷叶、紫苏子、葶苈子、炒薏苡仁等；加前胡、紫菀各 15 克止咳化痰，炒白术 30 克、炒六神曲 15 克健脾燥湿，菟丝子、金樱子各 15 克固肾缩尿。共 7 剂。

2000 年 12 月 15 日四诊：夜间少许咳嗽，痰白，畏寒，食用寒冷之品腹胀，夜尿情况同前，纳眠可，胃纳一般，大便偏烂，舌淡黯，苔白，脉滑。上方去蜜麻黄、菟丝子、金樱子等；加党参 15 克补中益气、健脾补肺，干姜 10 克、熟附子 10 克温中暖肾散寒，巴戟天 15 克固肾平喘。共 10 剂。

随访至今已有 5 年余，咳喘未见发作，目前每到转换季节之际，坚持复诊。

按：肺为气之主，司呼吸，外合皮毛，内为五脏华盖，无论外邪、内伤皆可使肺失宣降，肺气胀满，呼吸不利而喘促；肾为气之根，与肺同司气之出纳，肾元不固，摄纳失常则气不归元，气逆于肺而生喘息，喘证的发作在于肺与肾，此疾病之根本。若外邪上受，内合于肺，肺气不宣，痰浊内蕴，则可于本虚基础上出现标实之证，如《景岳全书·喘促》篇说"实喘者有邪，邪气实也；虚喘者无邪，元气虚也"故临证首当明辨虚实，但亦有诸多虚实夹杂之证，治疗更须分清主次。此例患者早期来诊时出现气喘、胸部胀满、咯黄痰等以痰浊内蕴，并有轻微化热的标实之象为主，故治疗以泻肺平喘，止咳化痰，兼以益气固本；二诊时痰浊标实之象已减，而以肺气虚弱，脾不固为主，加大益气固表之力；三诊、四诊时病情平稳，但脾胃积沉寒、肾阳亏虚为本底，治疗当以健脾补肺温肾，益本归元为方法，遂可获良效。

**【案三】** 麦某，男，70岁，2002年2月25日初诊。

20年前开始出现间断咳嗽、咳痰，多在冬春季节发病，每年持续超过3~4个月，既往吸烟史40年，吸烟1~2包/天。10年前开始出现活动后气促，就诊于当地医院，查胸片、肺功能等相关检查，诊断为慢性阻塞性肺病，间断门诊口服西药及中药治疗，未见明显缓解。5年前咳喘再次发作，就诊于当地医院查肺功能提示中度混合性通气功能障碍，考虑慢性阻塞性肺病3级，经治疗后好转出院。但近2年开始发作频繁，平均每年因咳喘发作住院治疗近3~4次，活动耐力逐渐下降，遂于门诊就诊。症见：气促，活动后加重，时有呼吸困难，伴有胸中憋闷感，咳嗽，痰多色白，晨起为主，口淡，不欲饮水，平素怕冷，易感冒，手足冰凉，眠差，难以入睡，易醒，腹胀不适，纳一般，二便调，舌淡黯，苔薄白，脉弦细。

西医诊断：慢性阻塞性肺疾病

中医诊断：肺胀

辨证：肺失宣降，脾肾阳虚

治法：降气平喘，温肾健脾

处方：

| | | | |
|---|---|---|---|
| 党参15克 | 巴戟天10克 | 蜜百部15克 | 橘红10克 |
| 细辛3克 | 五味子10克 | 蜜枇杷叶15克 | 法半夏15克 |
| 炒白术15克 | 盐山萸肉15克 | 炒麦芽20克 | |

共7剂。

2002年3月6日二诊：气促较前好转，活动后仍加重，咳嗽略有减少，痰仍多色白，口淡，怕冷，手脚冰凉，时有胸部憋闷感，眠差，胃纳尚可，二便调。舌淡黯，苔薄白，脉细。上方去蜜百部、蜜枇杷叶等；加黄精20克健脾润肺益肾，紫苏子15克降气化痰，巴戟天改为15克，加淫羊藿15克温肾阳。共10剂。

2002年3月18日三诊：3天前不慎受凉后咳嗽加重，咳痰色黄黏稠，自服头孢类抗生素以及感冒颗粒，症状改善不明显，现咳嗽，痰黄量中，活动后气促较前明显，伴头痛，恶风，无鼻塞流涕，无胸闷、心慌，口干，咽痛，纳可，眠较前改善，舌淡黯，苔薄黄，舌尖偏红，脉浮。上方去党参、盐山萸肉、橘红、巴戟天等；加金荞麦20克祛痰止咳平喘，前胡、紫菀各15克加强化痰止咳之力，枳壳15克行气化滞。共7剂。

2002年3月29日四诊：咳嗽明显减少，痰色转白量不多，安静状态无明显气促，时觉眼睛干涩，口干，纳眠可，二便调，舌淡黯，苔白稍干，脉弦。上方减细辛、炒白术；加麦冬10克，北沙参15克，太子参10

克益气润燥生津，当归10克养血滋阴，再服7剂，而诸症皆减，后间断门诊随诊。

按：喘以肺为主病之脏，亦有脾肾俱虚，体弱之人，皆能发喘，盖因脾为后天之本，中气亏虚，脾失健运，津液不归正化，日久而聚湿成痰，可见痰多且色白；痰阻则肺气不利，宣降不调，复加肾气不充，肾元不固，气失其根，摄纳失常，气逆而上，而见咳嗽、喘息，动则尤甚；脾阳不足，津液不化，则口淡不欲饮；肾阳不足，温煦失职，故有怕冷、易感冒、手足冰凉之症；舌淡黯，苔薄白，脉弦细皆是肺失宣降、脾肾阳虚之表现。初诊治疗以温肾健脾，降气平喘为原则，《医宗必读·喘》："治实者攻之即效，无所难也。治虚者补之未必即效，须悠久成功，其间转折进退，良非易也。"治疗过程中可因外感、食积、劳倦而诱发新的问题，如三诊复感风热之邪，壅遏肺气，清肃失司，肺气上逆而咳喘加重，伴有恶风、口干、咽痛，痰与热结，故色由白转黄，所以去温补之党参、盐山萸肉、橘红，加金荞麦、前胡、紫菀清肺化痰、止咳平喘之品；四诊时咳喘基本缓解，但出现眼睛干涩、口干等阴液不足之象，考虑到痰热之邪耗伤气阴所致，故去温燥之品，加用滋阴润燥的麦冬、北沙参等。

**【案四】** 郭某，男，72岁，2004年1月5日初诊。

15年前开始反复出现咳嗽、咳痰，多因受凉或天气变化而发作，每年发作时间超过3个月。近5年发作逐渐频繁，且伴有气促，活动后加重，间断出现双下肢浮肿，就诊于广州某三甲医院，查胸片、肺功能等检查，诊断为慢性阻塞性肺病，同时考虑合并慢性肺源性心脏病，给予解痉平喘等治疗后症状仍反复出现。1个月前因受凉后再次出现咳喘，痰色白黏稠，胸闷，动则喘促，夜间不能平卧，伴有双下肢水肿，于某医院呼吸科住院治疗，经过抗感染、解痉平喘、扩血管、利尿、强心以及营养支持等治疗后症状好转出院，但仍有咳嗽，气喘，倦怠乏力等不适，遂于我门诊就诊。症见：咳嗽，晨起及夜间咳痰量多，色白泡沫状，心悸，气短，气促，活动后加重，无发热恶寒，近1年来体重减轻约15斤，腹胀，纳差，便溏，舌淡，边有齿痕，苔薄白，脉细。

西医诊断：1. 慢性阻塞性肺疾病
　　　　　2. 慢性肺源性心脏病

中医诊断：肺胀

辨证：脾虚失运，痰浊阻肺

治法：健脾宣肺，化湿除痰

处方：

橘红15克　　法半夏15克　　细辛3克　　茯苓20克

蜜麻黄10克　炒薏苡仁30克　炒扁豆30克　鸡内金20克
炒六神曲20克　白术15克　桂枝10克　蜜枇杷叶15克
太子参15克

共7剂。

2004年1月12日二诊：咳嗽略有好转，咳痰色白稍黏，气促，活动后加重，腹部时有胀闷，纳好转，二便调，舌淡，边有齿痕，苔薄白微腻，脉细。上方去白术、炒扁豆、鸡内金、蜜枇杷叶等；加桑白皮20克化痰止咳，紫苏子15克降气平喘，厚朴15克顺气消痰，佩兰15克化脾湿。共7剂。

2004年1月19日三诊：少许咳嗽，夜间为主，痰色白黏稠，量较前减少，气促明显缓解，纳可，二便调，舌淡，边有齿痕，苔白稍干，脉细。脾虚失运之势减，而有痰热渐蕴之象，故去紫苏子、厚朴、桂枝、佩兰等；加鹿衔草、龙脷叶各15克，浙贝母20克以清肺化痰平喘。共7剂。

2004年2月26日四诊：偶有咳嗽，时有气促，少痰，但2天前不慎受凉后感冒，咳嗽复起，咳痰微黄黏稠难咳，咳甚则喘促明显，咽干，纳眠一般，二便调，舌红，边有齿痕，苔薄黄腻，脉细。新感外邪，入里化热。治疗以清肺化痰，宣肺平喘为主。给予蜜麻黄10克、蜜枇杷叶、紫苏子各15克宣肺平喘，龙脷叶、浙贝母、鱼腥草、金荞麦各15克清热化痰，射干20克清热利咽，绵茵陈20克清热利湿，炒扁豆15克、陈皮10克健脾燥湿、理气化痰。共3剂。

服药后患者外感表证已解，随后间断在门诊治疗近3个月，随访至今已有7年余，未见因咳嗽、咳痰、气喘而住院治疗。目前仍在门诊定期复诊。

按：《素问·灵兰秘典论》云"脾胃者，仓廪之官"，李东垣在《脾胃论》中则指出"内伤脾胃，百病由生"，盖因"脾胃一伤，四脏皆无生气，故疾病日多矣。万物从土而生，亦从土而归，补肾不若补脾，此之谓也。"（《周慎斋遗书》），恰如本案患者乃因脾胃虚弱，不能运化水谷，脾虚不运，清浊停留，津液凝滞，变为痰饮。所谓脾为生痰之源，肺为贮痰之器也，故其症见咳嗽，痰多，夜间及清晨愈多，痰色稀白甚至泡沫状，其味亦淡无腥臭，兼见腹胀、纳差、便溏等症；舌淡，边有齿痕，苔薄白，脉细均为脾失健运、痰浊阻肺之象。治宜重在健脾补脾，脾胃调和，饮食得以运化，痰自不生，故治痰不知理脾，失其治也。初诊即以四君子汤和二陈汤为主，取四君加炒扁豆补中焦，鸡内金、炒六神曲开胃气，法半夏、炒薏苡仁燥脾湿，橘红温而升浮，燥湿化痰兼温肺健脾。盖湿渗则脾健，气利则中清，而痰自化也；二诊、三诊时咳嗽、气喘有所缓解，但仍有痰黏难咯，考虑脾虚生痰，痰湿蕴热之象，故用桑白皮、龙脷叶、浙贝母等清热化痰之品；四诊时复感外邪，痰热内蕴，以清热化痰，止咳平喘之际，不忘健运脾胃，夫土旺而金平。

【案五】赵某，男，68岁，2005年4月23日初诊。

5年前开始出现反复咳嗽，咳痰，起初痰黄质黏不易咯出，后以白色黏痰为主，自服消炎药（具体不详）效果欠佳，曾于广西某医院就诊，胸片提示慢支、肺气肿改变，经治疗后好转。但近2年来逐渐出现气促，活动后加重，遇寒则加重，喉间可闻及喘鸣音，甚至张口抬肩，不能平卧，曾多次住院治疗，但控制一般。2个月前因气喘、咳嗽咳痰加重，在我院呼吸科住院治疗，目前吸入信必可都保，阿斯美、顺尔宁等药物治疗。但1周前不慎受凉后再次出现咳喘，遂于门诊就诊。症见：咳嗽，气喘，动则尤甚，咯吐稀痰量多色白，呼多吸少，身倦怕冷懒言，腰膝无力，夜尿频多，大便偏干，2~3天解1次，胃纳差，舌淡黯，苔白腻，脉细。吸烟40年余，每日1包。查体：桶状胸，叩诊呈清音，双肺可闻及散在干啰音，双肺底可及湿啰音。

西医诊断：慢性阻塞性肺疾病急性发作

中医诊断：肺胀

辨证：痰浊内阻，肺肾两虚

治法：化痰平喘，补肺固肾

处方：

| | | | |
|---|---|---|---|
| 蜜麻黄10克 | 前胡20克 | 紫菀15克 | 紫苏子15克 |
| 橘红10克 | 法半夏10克 | 桑椹15克 | 当归10克 |
| 厚朴15克 | 淫羊藿15克 | 牛膝15克 | 补骨脂15克 |
| 甘草5克 | | | |

共7剂。

2005年5月7日二诊：咳嗽、怕冷较前明显好转，痰液稍黏稠，腰膝较前有力，仍疲倦乏力，气喘，动则加重，胃纳一般，口淡，夜尿2~3次，大便调，舌淡黯，苔白腻，脉细。上方去补骨脂、淫羊藿、牛膝等；加炒麦芽30克，炒白术20克，助脾胃运化。共14剂。

2005年6月4日三诊：咳嗽不明显，少许白色黏痰，偶有气促，活动后加重，时有胸闷，胁肋胀满，眠差，入睡难，胃纳一般，夜尿1次，大便前干后烂，舌淡黯，苔薄黄，脉弦细。上方去当归、炒白术等；加瓜蒌皮15克以化痰利气宽胸，枳实15克以行气除痞、化痰消积，布渣叶15克以消食化滞。共7剂。

服药后第5天随访，患者无明显气促，偶有咳嗽、咳痰，眠尚可，嘱其患者每一季度复诊，至今已有3年未发作。

按：肺胀是本虚标实，虚实夹杂之证，从疾病的发生发展和病机特点来看，此患者主要因肺肾亏虚，尤其是肺气虚、肾阳虚是本病的关键，故《类证治裁》曰："肺为气之主，肾为气之根，肺主出气，肾主纳气。阴阳相交，呼吸乃和。"金水可相生亦可同病，肺病日久必伤及肾，致肾阳虚衰，气失摄纳，故见呼多吸少，甚至气不得续，动则喘甚；肾精不固，肾气不充，则见疲倦，腰膝无力，怕冷，夜尿频多；而肺肾亏虚，肺气失降，痰浊内蕴，可见喘满痰多，苔腻不化。此患者亦为本虚标实，上实下虚之候，治宜化痰降逆，补肺固肾，故初诊选用苏子降气汤加减，紫苏子、法半夏降气化痰，止咳平喘，厚朴、前胡、橘红下气祛痰温肺，治上实，淫羊藿、补骨脂、牛膝温肾纳气治下虚，加用当归养血润燥，制约大队燥药伤阴之品，蜜麻黄、紫菀加强化痰止咳平喘之功效，若能辨证得当，临床收效甚佳；三诊时患者肺肾阳虚已有改善，但现肺气壅滞、肝气不疏，气机不利之象，当及时宣畅气机以复枢机运转，而诸症可安。

**【案六】** 李某，男，64岁，2006年6月9日初诊。

10年前开始出现气促、咳痰等不适，就诊于深圳某医院，诊断为慢性阻塞性肺病，每年发作2~3次，多于天气变化和季节转换时出现。近2年气喘反复发作，就诊于广州某医院，予止咳化痰平喘，改善气道高反应性等治疗后气促明显缓解，但仍有咳嗽、咳痰等不适。自诉平时用思力华1吸/次，沙美特罗替卡松1吸/2次，家庭氧疗等治疗，若咳喘发作，自服头孢地尼分散片100mg/3次、茶碱0.2g/2次、复方甲氧那明2粒/3次、孟鲁司特钠10mg/次，但停药后仍有咳喘，平素易感冒等不适，遂于门诊就诊。症见：气喘，运动及闻及油烟后加剧，夜间吸氧可平躺，咳嗽，有痰量少色黄绿质黏稠，气短怕冷，膝盖以下尤甚，无咽痛，口干咽干，纳眠可，小便调，大便成形稍干，每日解3~4次，排便无力感。舌黯淡，苔白少，有裂纹，脉细。吸烟史30余年，1~2包/天，已戒烟10年。

西医诊断：慢性阻塞性肺疾病

中医诊断：肺胀

辨证：肺阴亏虚，肾阳不足

治法：补肺固肾，润肺化痰

处方：

| | | | |
|---|---|---|---|
| 蜜麻黄10克 | 地龙10克 | 补骨脂15克 | 盐山萸肉20克 |
| 黄芪20克 | 淫羊藿15克 | 石斛20克 | 麦冬15克 |
| 百合20克 | 浙贝母20克 | 前胡15克 | |

共7剂。

2006年6月23日二诊：气喘较前明显缓解，偶有咳嗽，少痰，口干，饮水后不解，纳眠尚可，小便调，排便无力，舌黯淡，舌尖偏红，苔少，脉细。上方去浙贝母、前胡、地龙；加黄精20克养阴润肺、滋肾填髓，北沙参30克以养阴生津。共14剂。

2006年7月10日三诊，患者诸症皆平，口干改善，纳眠尚可，小便调，排便仍无力，舌淡红，稍黯，苔白少，脉细。上方去蜜麻黄、北沙参、麦冬、石斛等；加党参15克补中益气，与黄芪伍用加大补气之力，肉苁蓉20克补肾益精，润燥通便。共7剂。后间断门诊调理，发作次数较往常大为减少。

按：肺为娇脏，喜润而恶燥，反复感邪，耗伤肺气，灼伤肺阴，易造成气阴两虚的病理变化。此患者病程日久，正气愈虚，伤及先天之本，肾阳不足，开合不利，摄纳无权，则水泛为痰，凌心射肺，可致虚喘短气，甚至难以平卧之候；肺阴亏虚，肺失润降，虚热内灼，灼津为痰，所以见干咳痰少，痰色黄绿质黏稠；阴虚肺燥，津不上承，则口咽干燥，苔少而干有裂纹。此外，肾阳不足，则温煦无力，见畏寒肢冷；肾不纳气，则有短气、喘促，动则加重；肾精亏虚，推运无力，加上肺气不足，故排便无力等。治疗上正如《素问·至真要大论》所言，当"谨查阴阳所在而调之，以平为期"。故初诊以阴柔之品以润肺燥，如麦冬、石斛、百合滋养阴液；前胡、浙贝母清热化痰，肺燥得润，虚火得敛，则燥痰自化，以温通之品固肾阳，如黄芪、盐山萸肉补气固摄，补骨脂、淫羊藿助阳化气，阳气得运，统摄有度，则喘促可减，复加蜜麻黄以强宣肺平喘，地龙以利化痰通络，故全方共奏补肺固肾，润肺化痰之功效；二诊时咳痰减少，仍觉口干，故去清热化痰之前胡、浙贝母，加黄精、北沙参以养阴滋肾；三诊，唯大便乏力难解，去北沙参改肉苁蓉，因其性本温润，益阴通阳，故通腑而不伤津液，同时加党参，与黄芪伍用加大补中气之力。所谓"治病必求于本，本于阴阳"（《素问·阴阳应象大论》)，在临诊治疾过程中，只有求得阴阳调和，其身乃平。

**【案七】** 邱某，男，75岁，2004年2月3日初诊。

既往慢性支气管炎、肺气肿10余年，近5年时有喘促，曾于东莞某三甲医院行肺功能检查，提示重度通气功能障碍，诊断为慢性阻塞性肺病、慢性肺源性心脏病，平时服用阿斯美、顺尔宁、呋塞米、螺内酯等药物治疗。1个月前因不慎受凉后再次咳嗽、气促加重，就诊于当地某医院，查胸片提示双下肺轻度感染，经住院抗感染、化痰、解痉平喘等治疗后病情好转出院。但间中仍有咳嗽，时有气促，伴有咳痰等不适，遂于门诊就诊。症见：

咳嗽，晨起明显，痰多，色白质黏，较难咯出，时有胸闷，胃纳差，口中黏腻，小便调，大便黏，舌淡红，苔白厚腻，脉弦细。吸烟史50余年，1包/天，已戒烟5年。

西医诊断：慢性阻塞性肺疾病

中医诊断：肺胀

辨证：肺脾不足，痰壅气逆

治法：健脾补肾化痰，降气平喘

处方：

| | | | |
|---|---|---|---|
| 苍术10克 | 厚朴15克 | 法半夏10克 | 陈皮10克 |
| 紫苏子15克 | 莱菔子15克 | 白芥子15克 | 茯苓15克 |
| 蜜麻黄10克 | 前胡15克 | 布渣叶15克 | 六神曲20克 |
| 甘草5克 | | | |

共14剂。

2004年2月17日二诊：仍有气喘，活动后为主，咳嗽改善，晨起咳痰量减少，无发热，口中黏腻已无，胃纳改善，小便调，大便黏腻，舌淡红，苔白腻，脉弦细。上方去苍术、厚朴、莱菔子、布渣叶等；加苦杏仁、射干各15克以加强祛痰止咳、降气平喘之功效。共7剂。

2004年2月26日三诊：活动后少许气促，偶咳，痰不多色白，胃纳可，略感口干，舌淡红，苔白，脉弦细。上方去白芥子、六神曲等；加党参20克、白术15克以补益肺脾、培本固原。共14剂。

2004年3月15日四诊：活动后仍有气促，时有咽痒欲咳，痰少，时有鼻塞，无发热恶寒，余无不适，纳眠尚可，舌淡红，苔白，脉弦。上方加细辛3克、地龙10克以强祛风解痉、散寒平喘之功效。共服7剂。后间断门诊治疗，至今已有1年余，未见气喘、咳嗽、咳痰等发作。

按：《证治汇补·痰证》云"脾为生痰之源，肺为贮痰之器"，盖因脾主运化，如运化失司，则水湿、津液不能输布，可聚而成痰湿，故痰之化，无不在脾。肺为华盖，呼之则虚，吸之则满，一宣一降乃为其道，宣肃无权，则痰液易停，拥堵肺络，可咳可喘。此患者中阳不运，积湿成痰，痰湿内蕴之证。痰湿蕴肺，则肺气失其宣降，可见喘促、胸闷，痰多色白黏腻；痰湿蕴中，脾胃不和，则见纳呆，口黏，苔厚腻。故治疗上以化痰降气平喘为主，用二陈汤合三子养亲汤加减。初诊时用法半夏、陈皮化痰降逆，紫苏子、莱菔子、白芥子下气平喘，茯苓、苍术、厚朴燥湿理脾行气，以助化痰，蜜麻黄、前胡加强化痰平喘之功，六神曲、布渣叶健脾消滞以助运化，甘草调和诸药，服之有效；二诊时用苦杏仁以祛痰止咳、降气平喘，与蜜麻黄一宣一降，使肺气开合得宜，射干消痰利咽，加大降肺气之力；三诊诸症皆减，标证已去，故减祛痰降气之品，酌加党参、白术，合原方茯苓、甘草共成四君子汤，以补益中焦，使脾虚得运，痰湿难以再生；四诊因有咽痒欲咳，考虑可能风邪来犯，故加细辛、地龙，以散寒祛风，解痉平喘。喘促一症，可寒可热、可虚可实，也可寒热交错，虚实共存，临诊时需细细辨别，分清主次方可药到病除。

**【案八】** 邓某，男，64岁，2015年9月14日初诊。

30年前开始出现反复咳嗽咳痰，痰多黄绿质黏稠，起初未予重视，后曾间中出现痰中带血丝或血块，遂就诊于当地医院，查胸部CT提示：双下肺支气管扩张。每逢感冒后，痰量增多，即自行口服抗生素以及止咳化痰类中成药。近5、6年来觉活动耐力下降，容易出现活动后气促，如天气变化不慎受凉后可出现明显咳嗽、咳痰，安静状态下喘息等症状，曾于我院行肺功能检查提示中重度混合通气功能障碍，诊断为慢性阻塞性肺病、支气管扩张症，近2年来辗转多家医院住院治疗，但症状仍反复，遂于我门诊就诊。症见：气喘，活动后加重，咳嗽，晨起明显，有痰色黄黏稠，未见血痰，眠差，嘴唇红，口干口苦，小便黄，大便干，舌红，苔少，脉细稍数。

西医诊断：1. 慢性阻塞性肺疾病急性加重

2. 支气管扩张症

中医诊断：1. 肺胀

2. 肺络张

辨证：肺肾不足，痰热蕴肺

治法：滋阴降火，补肺固肾

处方：

| | | | |
|---|---|---|---|
| 苇茎20克 | 浙贝母20克 | 北沙参20克 | 蜜麻黄10克 |
| 蜜枇杷叶15克 | 桑椹20克 | 百合15克 | 知母10克 |
| 炒麦芽20克 | 补骨脂15克 | 菟丝子15克 | 制何首乌15克 |

共14剂。

2015年10月22日二诊：现仍有气喘，活动后加重，咳嗽有所减轻，痰色黄白，偶见血丝，无发热，睡眠改善，仍有口干苦，胃纳差，二便调。舌红，苔少，脉细稍数。上方去百合、知母、制何首乌等；加黄精20克补脾滋肾，养阴润肺，鹿衔草15克以祛风止血、养肝补肾，仙鹤草20克以补虚止血。共14剂。

2015年11月19日三诊：活动后少许气促，间中咳嗽，痰色白，无血丝，胃纳可，口干，无口苦，舌红，苔白少，脉细。考虑阴虚火旺之势弱，以肺肾气虚为主证，故治以补肺益肾，祛痰平喘为主。用浙贝母20克、蜜麻黄10克、橘红10克以止咳化痰平喘，党参、炒白术、茯苓各15克固中焦，培土生金以利肺气，麦冬20克、桑椹20克润肺养阴生津、补肝益肾，黄芪20克、菟丝子、盐山萸肉、淫羊藿各15克益气补肾，摄纳平喘。共14剂。

2015年12月10日四诊：气喘好转，咳嗽不显，口疮，舌红，苔白少，脉弦细。前方去麦冬、桑椹、盐山萸肉、淫羊藿等；加细辛3克温肾阳，炒黄连5克、牛膝15克，以降心火、引火下行。共7剂。

按：该患者因先天禀赋不足或后天调摄不周，导致风寒、风热、风燥等外邪反复侵袭于肺，久而耗伤肺阴，虚火内生，灼伤肺络而成肺络张之病。肺络张迁延失治，日久未愈，可导致痰浊潴留，肺气阻塞，气还肺间，久而成肺胀；肺胀不愈，正气耗伤愈甚，肺虚及肾，肺不主气，肾不纳气，而见喘促，且日益加重，动则喘甚。该患者初诊时以喘促为主，辨病为喘证，辨证乃肺肾不足，兼有痰热蕴肺之标实。“急则治其标”，治疗当以滋阴降火，补肺固肾为主。初诊用百合、北沙参、桑椹润肺生津，知母滋阴清热，苇茎清热祛痰，浙贝母、蜜枇杷叶润肺止咳，复加蜜麻黄宣肺平喘，酌加补骨脂、菟丝子补肾纳气平喘，而炒麦芽消食助运，制何首乌补肾益精；二诊，见痰中带血，但火旺之象已减，故去清热润肺之品，用补虚止血之药以安内；三诊，阴虚火旺之势衰，以肺肾气虚为主证，故治以补肺益肾，祛痰平喘为主要方向；四诊，患者之口疮考虑虚火浮动，上燎于口，用引火归元之法，使其潜藏于下，故诸症见安。

**【案九】**贾某，女，82岁，2013年7月9日初诊。

患者10余年前即出现反复咳嗽咳痰，活动后气促，伴有胸闷、气短等不适，曾经在某三甲医院诊断为慢性阻塞性肺病。每年季节转换时容易发作，每当出现病情突然加重，则自行加大异丙托溴铵吸入，并服用抗生素(头孢类或喹诺酮类)、解痉平喘药物进行治疗。但近2年来，因慢阻肺急性发作而频繁住院治疗，既往有高血压、冠心病、心功能不全、慢性胃炎等疾病。1个月前不慎着凉后开始出现咳嗽、咳痰、气喘等不适，遂于门诊就诊。症见：咳嗽，咳痰，痰白量多，晨起明显，活动后气促，时有胸闷，腹胀，无腹痛，易疲倦，胃纳差，眠一般，夜尿1~2次，大便难解，4~5日1行，舌淡稍黯，边有齿痕，苔白腻，脉细。

西医诊断：慢性阻塞性肺疾病急性加重

中医诊断：肺胀

辨证：肺脾两虚，痰湿内蕴

治法：健脾补肺，祛湿化痰

处方：

| 党参15克 | 炒白术20克 | 茯苓20克 | 法半夏15克 |
|---|---|---|---|
| 陈皮5克 | 砂仁10克（后下） | 藿香15克 | 紫苏子15克 |
| 枳壳20克 | 蜜麻黄5克 | 蜜枇杷叶15克 | 紫菀15克 |
| 炒麦芽30克 | 甘草5克 | | |

共7剂。

2013年7月18日二诊：咳嗽减轻，痰色白，活动后仍有气促，腹胀略有减轻，小腹时有坠胀感，胃纳好转，大便2~3日1行，前干后烂，舌淡稍黯，边有齿痕，苔白腻，脉弦细。上方去藿香、砂仁等；加木香10克、槟榔15克以调和肝脾。共7剂。

2013年7月29日三诊：活动后少许气促，间中咳嗽，痰色白量不多，背部时有冷感，恶风，胃纳可，大便2~3日1行，基本成形，舌淡稍黯，边有齿痕，苔白腻，脉弦细。上方去木香、槟榔，加黄芪20克，防风15克以疏风固表，细辛3克以温肺散寒。共14剂。

2013年8月18日四诊：活动后少许气促，咳嗽减轻，痰少色白，背部已无冷感，近2日时有打喷嚏，流鼻涕，无发热恶寒、咽痛等其他不适，胃纳一般，大便尚可，舌淡稍黯，边有齿痕，苔白，脉细。上方去细辛、黄芪等；加桂枝、白芍各10克调和营卫。共7剂。

后患者定期门诊调理，诸症皆减，1年多未再复发。

按：虽《素问·至真要大论》云："诸气膹郁，皆属于肺。"但《素问·咳论》又言："五脏六腑皆令人咳，非独肺也。"揭示肺之病变与他脏之间关系密切。如脾肺为母子关系，母病可及子，子病盗母气，二脏相互影响而同病，故临床上肺系疾病常与脾有密切关系。若脾胃亏虚，健运失职，痰湿内蕴，上注于肺，外内之邪相合，胶结难解，致咳喘迁延不愈。此患者既有气短喘促，动则加重，神疲乏力，食少纳差，舌淡，脉细弱等肺脾两虚的症状；又有咳嗽痰多，腹胀，苔腻等痰湿内蕴的表现。如重在治标则正虚难复，若单纯治本则祛邪不力。只有权衡轻重，标本兼治，虚实两顾方能奏效。初诊用法半夏、陈皮祛痰邪，藿香、茯苓化湿气，党参、炒白术补脾气，运中焦，蜜麻黄、紫苏子宣肺降气，蜜枇杷叶、紫菀化痰止咳，砂仁、炒麦芽健胃消食，枳壳行气消滞，甘草调和诸药。全方宣肺气，化痰湿，健脾胃；二诊时重在调肝调脾，使气机得以疏；三诊、四诊时，加大补气固表之力，标本兼治，使邪不盘踞，正无所伤，并随证加减以痊顽疾。

**【案十】**曾某，男，84岁，2016年12月6日初诊。

32年前开始反复咳嗽咳痰，起初未予重视，后每年发作时间逐渐增多，累计咳嗽时间超过4个月，曾多次因肺部感染住院治疗。近10年来咳嗽、咳痰呈增加趋势，并逐渐出现活动后呼吸困难，间中伴有双下肢浮肿。曾就诊于某医院查肺功能提示：重度混合性通气功能障碍，诊断为慢性阻塞性肺病、慢性肺源性心脏病，长期服用消炎化痰、解痉平喘等多种药物治疗，但病情仍有反复。遂于门诊就诊。症见：咳嗽，痰多色白质稠，气喘，动则加重，怕冷，易疲乏，无咽痛咽痒，无心慌、心悸，无肢体浮肿，纳眠欠佳，大便2日1行，舌淡黯，苔白微腻，脉细涩。

西医诊断：慢性阻塞性肺疾病

中医诊断：肺胀

辨证：肺肾不足，痰浊内蕴

治法：化痰止咳，纳气平喘，健脾补肾

处方：

| | | | |
|---|---|---|---|
| 浙贝母20克 | 橘红15克 | 法半夏10克 | 蜜百部15克 |
| 蜜枇杷叶15克 | 炒白术20克 | 紫菀15克 | 蜜麻黄10克 |
| 紫苏子15克 | 补骨脂15克 | 巴戟天15克 | 黄精15克 |

共14剂。

2016年12月27日二诊：服药后咳嗽、气喘改善，痰仍色白稍黏稠，夜梦多，矢气多，少许腹胀，大便通畅。舌淡黯，苔白微腻，脉细涩。上方去法半夏、蜜百部、黄精等；加炒麦芽、金樱子各20克疏肝行气、健胃消滞。共14剂。

2017年1月15日三诊：气喘、怕冷情况明显好转，干咳夜间为主，无腹胀，胃纳可，眠一般，梦多，口干，舌淡黯，苔白，脉弦细。痰浊内蕴之象已去，上方去炒麦芽、金樱子、紫苏子等；加太子参、麦冬各15克，北沙参、桑椹各20克以益气养阴，生津润肺。共7剂。

2017年1月26日四诊：精神好转，气喘较前缓解，夜间时有咳嗽，痰少，胃纳佳，时有双下肢麻木感，夜眠可，无口干，舌淡黯，苔白，脉弦细。上去太子参、麦冬、北沙参、桑椹等；加黄芪20克、桂枝15克、白芍15克以调和营卫，补气除痹。共14剂。

按：《临证指南医案》中指出："痰症之情状，变幻不一。""痰乃病之标。非病之本也。善治者，治其所以生痰之源。则不消痰而痰自无矣。"本病患者来诊时以痰喘见症，但痰乃标，其根在于肺肾之不足。盖因肺主气，司呼吸，开窍于鼻，外合皮毛，故邪气入侵，多从口鼻、皮毛入而犯肺，可致肺气宣降不利，痰浊内阻；而久病肺虚及肾，肾水上犯，亦可泛溢为痰。痰阻则气逆，肺不主气，肾不纳气，久则为喘。故此患者当辨证为肺肾两虚，痰浊内阻，肺肾两虚乃病之本，所以补肺固肾贯穿治疗始终，再兼以祛痰化湿。初诊时，方中蜜麻黄、紫苏子一宣一降调胸中之气机，蜜百部、浙贝母清肺理气，紫菀、蜜枇杷叶肃肺化痰止咳，橘红、法半夏燥湿化痰，诚如前人言“病痰饮者，当以温药和之”，故再以巴戟天、补骨脂、黄精温肺固肾摄精，以消痰饮之源。后随证加减，二诊有肝郁气滞之象则加疏肝行气，健胃消滞之药；三诊痰浊不显，阴液略伤，故酌加益气养阴，生津润肺之品；而四诊下肢不仁，故用芪、桂、芍调和营卫，除痹通络。

# 第九章　肺痿

# 第一节 肺痿概述

肺痿为咳喘日久不愈、肺气受损、津液耗伤、肺叶痿弱不用的一种慢性虚损性疾病。其病因多样、病机复杂，为多种慢性肺系疾病转归的结局，预后不佳。“肺痿”病名首见于《金匮要略·肺痿肺痈咳嗽上气病脉证治》：“寸口脉数，其人咳，口中反有浊唾涎沫者何？师曰：为肺痿之病。”特发性间质性肺炎与结缔组织病继发性肺间质纤维化在传统中医文献中并没有与之相对应的病名，而是散在于“咳嗽”“喘证”“肺胀”“肺痿”“肺痹”等疾病范畴之中。

甄氏认为本病与肺、脾、肾三脏密切相关。疾病初在气，久则气阴两虚，气虚不运，痰饮凝滞；气虚血瘀，痰瘀互结，病情复杂，但本病以虚为本，属本虚标实之证。初期病变在肺，肺开窍于鼻，外合皮毛，主气司呼吸，主宣发肃降。外邪由口鼻、皮毛入侵，首先犯肺，肺宣降失常，上逆作咳。肺为娇脏，本不耐寒热，若反复感受外邪，再加之饮食不节、情志内伤或他脏疾病传变，反复损伤肺气，病情不断进展，致肺气日虚，肺病日久，子耗母气，致脾失转输，脾胃生成的水谷精津不能上灌四旁周身，痰饮内生，上贮于肺；“肺为水之上源”，肺气久虚，水道不通，水精不布，津聚成痰，日久则痰饮深伏于肺。“气为血之帅”“肺朝百脉”，肺气不利则血行不畅，肺络血脉瘀滞。病理因素之间相互影响，痰瘀并见，最终痰饮、血瘀错杂为患。瘀血与痰饮共同形成痹阻于肺络间的浊邪，进一步影响肺的宣降功能。本病病情反复或日久迁延，最终累及于肾。肺司呼吸，肾主纳气，《难经·四难》云：“呼出心与肺，吸入肾与肝。”《类证治裁》：“肺为气之主，肾为气之根，肺主出气，肾主纳气，阴阳相交，呼吸乃和。”肺病日久必伤及肾气，则清气之吸入者少降，浊气之呼出者受阻，气无所司，壅塞于肺叶，肾不纳气则为喘促，动则尤甚，故本病的后期以肺肾两虚为主。

治疗应分期论治，急性期首辨邪正盛衰，慢性迁延期补虚泻实，久病宜活血通络为主。由于该病病程较长，多数病人有肺肾两虚或肺脾两虚的基础。在本病急性期，复感外邪，宣解不彻，邪气郁肺，或反复感邪，肺气先伤，日久则累及脾肾或外感六淫之邪，肺失宣降，气血随之涩滞瘀阻，且温热毒邪犯肺，势必导致肺之津气损伤。外邪侵袭，以解表达邪为先，根据患者症状表现针对性给予清热解表、散寒解表、益气解表、滋阴解表、温阳解表等。表证不明显者，则要注意痰、热、瘀、虚（实）夹杂及相互转化。随着病情的进展，肺络不通，肺气受损，患者会表现出由实致虚，虚实夹杂的病理特点，本虚为肺脾肾亏虚，标实为痰浊血瘀凝结于肺，但以本虚为主。在慢性迁延期补虚泻实。本阶段的治疗目的是延缓病情进展，提高患者生存质量。此时若重于攻伐祛邪，则会使正气愈伤，病情愈重。具体临证时，在调补肺肾扶正固本基础上，适当加用一些化痰祛瘀之品。

总而言之，虚、热、痰、瘀四种致病因素在肺痿的病机演变及治疗过程中均起着重要作用，气虚血瘀、肺虚络痹存在于整个病程当中，因此益气活血、利肺通络法亦应贯穿于整个治疗过程。

## 第二节 肺痿案

**【案一】** 欧某，女，51 岁。1998 年 6 月 2 日初诊。

2 年前开始反复咳嗽、进行性呼吸困难伴有皮疹，就诊于深圳某医院，诊断为皮肌炎性肺纤维化，经抗感染、激素等治疗后症状好转出院。1 个月后又开始出现咳嗽，气喘，伴有发热，体温高达 38.6℃，就诊于广州某三甲医院，经过抗感染（哌拉西林舒巴坦）、激素（泼尼松 30mg，每日 1 次）、免疫抑制（环磷酰胺、赛可平）等治疗后可退热，但仍有咳嗽，气喘，倦怠乏力等不适，遂于我门诊就诊。症见：咳嗽，少痰，时有气喘，后背痛，咽干，欲饮水，声音嘶哑，疲倦乏力，腹胀，出汗多，怕冷，眠差，纳一般，二便调，舌淡红，舌边有齿印，苔中根部白厚，微干，脉弦细。

西医诊断：皮肌炎性肺纤维化

中医诊断：肺痿

辨证：脾肾阳虚，肺失宣降

治法：温肺止咳，健脾补肾

处方：

黄精 20 克　淫羊藿 15 克　巴戟天 20 克　砂仁 15 克
陈皮 15 克　炒麦芽 20 克　炒六神曲 15 克　薏苡仁 20 克
布渣叶 10 克　橘红 10 克　细辛 3 克
共 14 剂。

1998 年 6 月 8 日随访：咳嗽，腹胀，怕冷等较前明显好转，仍疲倦乏力，咽干，声音嘶哑，后背痛，气喘，不能平卧，动则加重等不适。

1998 年 6 月 16 日二诊：少许咳嗽，夜间痰多色黄，时有胸闷，背部发冷、汗出多较前缓解，手指麻木感，夜间烦躁，眠差，易醒，入睡难，小便调，大便偏烂，舌淡红，苔薄黄，舌尖偏红，脉沉细。上方去淫羊藿、巴戟天、砂仁、陈皮、薏苡仁、橘红、细辛等；加黄芪15克益气固表，牛膝、桑椹各15克补肝肾，海蛤壳20克化痰利咽，白扁豆15克，山药20克健脾祛湿，鸡内金15克消食滞等。共7剂。

1998年7月7日三诊：疲倦乏力较前好转，时有咳嗽，夜间为主，有痰色黄，咳甚则胸闷，气喘，可平卧，声音嘶哑，自觉背部发冷，纳眠差，二便调，舌淡红，舌边有齿印，脉沉细。上方去海蛤壳，黄芪，桑椹，白扁豆，山药等；加郁金、佛手行气解郁、凉血清心、燥湿化痰，百合15克养阴润肺止咳，泽泻15克利水泄热，玄参10克，甘寒入血分，主入肾经，善滋阴润燥，清热生津等。共7剂。

1998年7月22日四诊：气喘、怕冷等明显缓解，胃脘部胀满，腰酸，纳眠可，二便调，舌淡红，苔薄白，脉细。上方去百合、泽泻、玄参、牛膝等；加炙甘草15克、炒白术20克温下焦之寒气，菟丝子、补骨脂各15克温肾阳，强筋骨等，共14剂，嘱每隔一个月复诊，随访至今已有1年余，诸症悉平。

按：脾为气血生化之源，肾藏真阴而寓元阳，只宜固密。患者病程日久，耗伤脾肾之阳，肺卫不固所致。《素问·阴阳应象大论》曰："阳在外，阴之使也。"肾阳不足，肾气亏损于下，痰涎壅盛于上，而出现气喘、怕冷；脾肾阳气虚弱，阳不敛阴，则汗出多又夹有虚火，而出现烦躁；肺卫不固，易感受风寒，则出现咳嗽；思虑劳倦，伤及心脾，脾气虚弱，血不养心，而出现难以入睡；舌淡红，舌边有齿印，苔中根部白厚，微干为脾肾阳虚、肺失宣降之象。此患者以肺脾肾三脏虚损为主，治疗上应虚实兼顾、标本同治，双管齐下，重温肾阳，温脾阳，固肺卫，兼固泄虚火，滋肺肾之阴。初诊时用淫羊藿、巴戟天等温肾阳，黄精滋肾润肺、补脾益气，同时顾护中焦，用砂仁、陈皮，醒脾理气，炒麦芽、炒六神曲消食健脾和胃，薏苡仁利水渗湿，橘红、细辛温肺散寒；二诊、三诊时患者虚火上扰，脾胃运化失常，食滞内热，重在滋阴、潜降虚火、消食滞、运脾；四诊虚火已降，加大补脾温肾、通肺络之力。

**【案二】** 郑某，女，29岁，1999年4月21日初诊。

2年前开始出现头面部皮肤僵硬，双手皮肤肿胀发硬，就诊于广州某三甲医院，诊断为硬皮病性肺间质纤维化，口服糖皮质激素、免疫抑制剂等治疗后症状可以缓解，但3个月前又开始出现双手皮肤僵硬，气喘，呼吸不畅，就诊于当地医院查胸部CT：①双肺间质性炎症，部分纤维化，较前稍进展；纵隔及右肺门淋巴结增大；②右肺下叶背段结节灶，大致同前；③双肺多发肺大泡；查肺功能：重度限制性通气功能障碍；支气管扩张吸入试验阴性，吸入万托林400μgFEV1上升少于12%，绝对值增加少于200ml；肺弥散功能重度下降，肺总量减少，残气量减少，残总比正常。经住院治疗后未见明显缓解，遂于我门诊就诊。症见：面部及双手皮肤发硬，咳嗽，痰多，气喘，自觉呼吸不畅，胸闷，平时怕冷，面色皖白，胃纳差，腰酸，二便调。舌淡红，苔薄白，舌边有齿印，脉沉。

西医诊断：硬皮病性肺间质纤维化

中医诊断：肺痿

辨证：肺脾不足，肾阳亏虚

治法：化痰止咳，健脾温肾

处方：

| | | | |
|---|---|---|---|
| 白术15克 | 黄精15克 | 黄芪20克 | 淫羊藿10克 |
| 熟地黄15克 | 盐山萸肉20克 | 蜜枇杷叶15克 | 浙贝母20克 |
| 前胡15克 | 紫菀15克 | 麦芽20克 | 桑椹20克 |

共14剂。

1999年5月5日二诊：双手肌肤肿胀感，气喘、呼吸不畅感、咳嗽等较前缓解，怕冷，胸闷，疲倦乏力，大便偏烂，胃纳尚可，舌淡红，苔薄白，脉沉细。上方去前胡、蜜枇杷叶、白术、熟地黄、桑椹等；加党参15克补气健脾；骨碎补15克苦泄温通，补虚兼行散，当归15克补血活血，枳壳15克散胸中痰滞。共14剂。

1999年5月19日三诊：面部及双手皮肤变软，胸闷明显缓解，气紧，咳嗽，有痰，咽喉不舒，纳眠尚可，大便偏干，小便调，舌淡红，苔薄白，脉沉。上方去当归、枳壳等；加射干15克清解散结、祛痰利咽，紫苏子10克降气消痰、平喘润肠，如《本草纲目》记载："治风顺气，利膈宽肠，解鱼蟹毒。"前胡15克宣散肺气，又降气祛痰。共14剂。

1999年6月4日四诊：双手皮肤时有发紧，气短，汗出，手足冰凉，腹胀，纳眠尚可，二便调。舌淡，苔薄白，脉沉。上方加熟附子15克，巴戟天20克，温中散寒，温肾阳，共14剂。

1999年6月20日五诊：气短、汗出多、怕冷等较前明显缓解，疲倦乏力，腰酸，去熟附子；加女贞子、续断、牛膝、菟丝子各15克滋补肝肾又行血，逐瘀通经，温肾阳。后经过5个月的治疗，头面部及双手皮肤变软，胸闷、气喘、呼吸不畅、怕冷等症状明显缓解。

按：《素问·四时刺逆从论》曰："少阴有余，病皮痹、隐轸；不足，病肺痹。"由此可知，肺痹由皮痹发展而来，为脏腑痹之一。中医认为肺为气之本，在体合皮，其华在毛，故硬皮病的发病过程与肺气的盛衰有密切的联系。若肺气充足则熏肤、充身、泽毛；若肺气不足，则不能有效宣发水谷精微物质以润泽肌肤，会出现皮肤硬化之症，同时肺气不足，容易使邪气累及到肺脏，从而出现肺间质纤维化。脾为后天之本，为气血生化之源，若脾健，气血生化有源，则肌肤有所濡养而不失润；若脾虚，气血生化乏源，则皮肤失去赖以濡养的物质基础，从而出现皮肤失润硬化的表现。患者因肺卫不固，卫外失和，邪入经络，兼素体脾气虚弱、肾阳亏虚，不能鼓舞阳气祛邪外出以致筋脉失养，经络受损而发皮痹，见头面部及双手指皮肤肿胀发紧，怕冷，出汗多；肺朝百脉，主治节而通调水道，肺失宣肃，津液敷布失常，水湿内停，以致胸阳不振，肺气上逆，而出现气喘，咳嗽，胸闷等；脾气亏虚，气血生化之源匮乏而出现面色㿠白，胃纳差；舌淡红，苔薄白，舌边有齿印，脉沉细均为肺脾不足，肾阳亏虚之象。治疗应以降气化痰止咳，健脾温中，温肾阳，佐以补肝肾，本案在确立核心病机基础上，温肾阳始终贯穿在其中，温下元而鼓舞阳气、养血活血以通经脉。

**【案三】** 黄某，男，64 岁，2000 年 2 月 27 日初诊。

3 年前开始出现呼吸困难，气喘，伴有咳嗽，咳痰，就诊于深圳某医院，查胸部 CT：双肺弥漫网格状影，两肺多发肺大疱，诊断为特发性肺纤维化，给予抗生素、激素治疗后症状稍有好转，但病情时有反复，遂于我门诊就诊。症见：气喘，活动后呼吸困难加重，胸闷，咳嗽，有痰色白，泡沫状，咽痒，恶风恶寒，以头颈部为主，身倦无力，睡眠欠佳，大便偏烂，小便调，唇色轻度发绀，舌红有瘀点，苔白腻，脉滑数。

西医诊断：特发性肺纤维化

中医诊断：肺痿

辨证：肺脾肾虚，瘀阻肺络

治法：温肺散寒，温阳通络

处方：

| | | | |
|---|---|---|---|
| 淫羊藿 15 克 | 黄精 15 克 | 太子参 20 克 | 紫河车 20 克 |
| 橘红 10 克 | 细辛 3 克 | 五味子 10 克 | 炒麦芽 20 克 |
| 炒白术 15 克 | 蜜枇杷叶 15 克 | 蜜麻黄 10 克 | |

共 7 剂。

2000 年 3 月 5 日二诊：气喘、呼吸困难明显缓解，少许咳嗽，有痰色白，胸闷痛，疲倦，恶风寒，腰背酸痛，胃纳差，二便调，唇色偏暗红，舌红，苔薄白等。上方去黄精、太子参、紫河车等；加丹参 15 克活血祛瘀、宁心安神，续断 15 克行血脉、补肝肾，山药 20 克补脾养胃、补肾涩精、生津益肺。共 14 剂。

2000年3月19日三诊：偶有气喘，活动后加重，咽痛，倦怠无力，腹胀，胃纳差，口臭，大便黏腻，舌淡红，苔薄白，脉濡。上方加党参15克、茯苓20克补气健脾、利水渗湿，布渣叶10克行气消滞，射干15克消痰利咽、止咳化痰，黄芪15克补脾益气、升阳益卫固表。共7剂。

2000年4月5日四诊：少许咳嗽，无气喘、呼吸困难等不适，疲倦乏力较前有所缓解，纳眠尚可，舌淡红，苔薄白，脉沉细。上方去橘红、细辛、五味子、射干、布渣叶等；黄芪加量至30克，加大升阳固表之力，加盐山萸肉20克、菟丝子15克温肝经之血，补肾脏之精。后每个季度复诊2次，随访近2年，病情控制。

按：《辨证录》云："肺痹之成于气虚，尽人而不知也。夫肺为相傅之官，治节出焉，统辖一身之气……是气乃肺之充，而肺乃气之主也。肺病则气病……然则肺痹即气痹也……肺气受伤，而风寒湿之邪遂填塞肺窍而成痹矣。"肺为娇脏，易受内外邪气侵袭，患者因肺病日久，肺气亏虚，卫表不固，感受风寒之邪侵袭，加之肺病日久及肾，肾虚难以纳气归元，而出现气喘、呼吸困难，咽痒，怕冷，恶风恶寒；本病缠绵难愈，病久入肺络，肺气虚损，血行迟缓无力，易致血瘀，而出现胸闷痛、唇色轻度发绀；肺气虚弱，津液布散受阻，易凝聚成痰而出现咳嗽，有痰色白；舌红有瘀点，苔白腻，脉滑数均为风寒袭肺，肾精亏虚，肺络瘀阻之象。治疗应以温肺散寒、温阳通络为主。初诊时用橘红、细辛、蜜麻黄温肺散寒平喘，太子参补肺气，蜜枇杷叶化痰，黄精滋肾润肺，淫羊藿、紫河车温肾阳，补精，益气养血，炒白术、炒麦芽健脾和胃；二诊佐以行血化瘀通络，现代医学研究认为本病早期有小动脉和微血管的改变，血液流变学表现为血液黏稠度增高，说明瘀血在本病的进展中占有重要的地位；三诊、四诊时出现脾胃运化失司，夹有食滞，患者又以阳气不足为底，消食滞，脾胃得健，后加大补脾肺之气，养肝血、固肾精。

**【案四】** 曹某，女，63岁，2000年2月18日初诊。

半年前开始出现咳嗽，气喘就诊于当地医院，诊断为支气管炎，经治疗后仍有气喘，活动后加重，就诊于哈尔滨某人民医院，诊断为肺间质纤维化，住院治疗期间给予抗感染、激素等治疗后症状可缓解，目前仍口服泼尼松4粒维持治疗。2个月前又开始出现咳嗽，咳痰，气喘，夜间不得平卧，遂于我门诊就诊。症见：气喘，活动后加重，咳嗽，痰少，汗出多，难以入睡，夜梦多，易醒，平素怕热，口干，胃纳差，二便调，舌红，苔薄白，脉沉细。

西医诊断：肺间质纤维化

中医诊断：肺痿

辨证：气阴两虚，肾精亏虚

治法：补气养阴，温阳填精

处方：

| | | | |
|---|---|---|---|
| 麦冬 20 克 | 北沙参 15 克 | 百合 15 克 | 白术 20 克 |
| 浙贝母 20 克 | 前胡 10 克 | 紫菀 15 克 | 补骨脂 10 克 |
| 麦芽 20 克 | 太子参 10 克 | | |

共 7 剂。

2000 年 3 月 11 日二诊：气喘有所缓解，但爬楼梯仍有气喘，咳嗽，咳痰，色白质黏，晨起为主，无鼻塞流涕，夜眠差，胃纳一般，舌淡红，苔薄白，脉沉细。上方去太子参、麦冬、北沙参、百合等；加橘红 10 克、细辛 3 克温肺散寒，蜜麻黄 10 克宣肺平喘，五味子 10 克敛肺止咳，淫羊藿 15 克温肾阳。共 7 剂。

2000 年 3 月 18 日三诊：咳嗽、气喘较前减轻，有痰，夜眠一般，胃纳尚可，二便调。舌淡红，苔薄白，脉沉细。上方去前胡、浙贝母等；加盐山萸肉 15 克补肝肾、涩精气，炒麦芽 20 克健脾消食和胃。共 7 剂。

2000 年 4 月 1 日四诊：2 天前不慎着凉后开始咳嗽加重，有痰色白，咳甚气喘，咽痛，腹胀，胃纳差，小便调，大便难，2 日一行，舌淡红，苔白厚，脉浮。故治疗上补气养肺、疏风平喘兼消食行气和胃为主，上方去盐山萸肉、补骨脂，加太子参、百合各 15 克补气养阴，射干 10 克祛痰利咽、消瘀散结，厚朴 15 克、枳实 15 克行痰湿、消积滞、除痞塞，炒稻芽 20 克健脾消食和胃。共 14 剂。

2000 年 4 月 15 日五诊：患者目前泼尼松已减至 3 粒。现咳嗽、气喘、腹胀减轻，有痰，不易咯出，时有怕冷，纳眠尚可，胃纳一般，二便调，舌黯红，苔薄白，脉沉细。治疗上宣肺定喘、健脾温肾兼化瘀通络为主，去橘红、细辛、射干等，加炒白术 15 克、党参 15 克补气健脾益肺，巴戟天 15 克温肾阳，丹参 15 克化瘀通络，法半夏、陈皮各 10 克燥湿化痰、健脾理气，桑椹 15 克补肝益肾。

患者后以定期门诊治疗 1 年余，随访至今，病情稳定，目前已停用泼尼松。

按：本病病位在肺，患者病程日久，反复感邪，肺气耗伤太过，气虚则津液生化无力，加之病久阴液亏虚，燥热燔灼肺叶，肺失濡养，痿弱失用，故而出现咳嗽，痰少，口干等；气阴亏虚，无力推动津液输布，水液停聚，肾为气之根，主纳气，肾精亏虚而出现气喘、活动后加重；肺气虚损，无力助心行血，血滞成瘀，痰瘀互结，致使正气更虚，邪恋难祛，舌红，苔薄白，脉沉细均为气阴两虚、肾精亏虚之象。甄氏认为此患者本肺气虚弱，逐渐阴精亏虚，又以肾精不足为底。关于治证，益气养阴贯穿于治疗始终，循序渐进使用温肾阳，化瘀通络之法，同时要兼顾后天之本。初诊时用北沙参、麦冬、百合等补气养阴之品，又考虑到肺为清虚之脏，过用滋腻厚味恐阻遏气机，故选用太子参、白术等性平味甘益气之品，补而不腻；二诊、三诊仍有肺中寒气未减，故加大温肺散寒之力，同时温肾阳、固肾精为主；四诊、五诊肺脾气虚，表不固，加大健脾和胃、补气益肺、温阳通络之力。

**【案五】**曾某，男，65岁，2002年11月13日初诊。

2年前开始出现气喘，伴有咳嗽、咳痰，起初未予重视，但近半年来气喘加重，活动后明显，先后就诊于当地多家医院，诊断为特发性肺间质纤维化，经住院治疗后症状可缓解，目前服用比非尼酮、泼尼松等药物治疗。1个月前激素减量过程中气喘仍反复出现，时轻时重，患者及家属寻求中医中药治疗，遂于我门诊就诊。症见：气喘，动则尤甚，咳嗽，咳痰，汗出多，畏寒，口干，半夜尤甚，腰酸，左下肢麻木感，纳眠可，二便调。舌淡红，苔黄腻，脉弦。

西医诊断：特发性间质性肺炎

中医诊断：肺痿

辨证：肺脾两虚，肝肾不足

治法：补肺健脾，滋补肝肾

处方：

| | | | |
|---|---|---|---|
| 炒麦芽20克 | 炒白术20克 | 女贞子20克 | 旱莲草20克 |
| 牛膝20克 | 前胡15克 | 紫菀15克 | 麦冬15克 |
| 炒稻芽20克 | 茯苓20克 | 射干15克 | 紫苏子10克 |

共7剂。

2002年11月20日二诊：气喘较前有所缓解，有痰，色白，少许咳嗽，畏寒，汗出多，口干，左下肢仍有麻木，纳眠一般，二便调，舌淡红，苔薄黄，脉弦。上方去炒麦芽、炒稻芽、二至丸、麦冬等；加紫菀15克润肺下气，止咳化痰，玉竹15克养阴润燥除烦，百合10克补虚损、益气润肺止咳，党参15克加大补肺气之力，桂枝10克调和营卫，鹿角霜、黄精各15克益精血、补中益气，五脏调。共7剂。

2002年11月27日三诊：时有气喘，偶有咳嗽，少痰，怕冷，仍有汗出，下肢麻木感较前缓解，纳眠尚可，舌淡红，苔薄白，脉沉细。上方去射干、玉竹、百合、桂枝等；加黄芪20克、炒麦芽15克补肺健脾和胃，桑椹15克、菟丝子15克补肾养肝，温脾助胃。共14剂。

2002年12月25日四诊：近来气喘加重，动则尤甚咳嗽明显好转，晨起口干，无畏寒、出汗多等不适，眠差，胃纳尚可，二便调，舌淡红，苔薄

第九章 肺痿

白，脉沉。上方去桑椹、鹿角霜；加蜜麻黄10克宣肺平喘，补骨脂15克温肾助阳，茯苓15克健脾宁心安神。共14剂。

2013年1月8日五诊：偶有气喘，有痰，胃纳差，二便调，舌淡红，苔薄白微腻，脉沉。上方去补骨脂、黄芪等；加陈皮10克理气健脾，稻芽20克和中消食、健脾开胃，布渣叶10克消食化滞，甘草5克和中缓急。

后患者间断门诊治疗近2年，逐渐停用激素，随访至今病情稳定。

按：特发性肺间质纤维化发病原因种类繁多，病理演变错综复杂，病症性质虚实并见，是多种肺系疾病发展到晚期的一种病理表现，具有慢性迁延反复不愈的特点。遵循"久病必致其虚""久病入络"理论，由于本病其本已虚，卫外之力弱，此患者主要因肺脾气虚，卫外不固，外邪极易入侵，正虚邪盛，外感毒邪乘虚而入，引起病情加重及反复难愈。陈士铎《辨证录》云："肺痹之成于气虚，尽人而不知也……肺气受伤，而风寒湿之邪遂堵塞而成痹也。"由此可知，气虚、肺脾肾三脏不足为本病发病之根本。病变初期，病程尚短，主要以肺虚或肺脾两虚为主。肺为脾之子，肺病日久，势必子病及母，土虚则金无所依，终至肺脾两虚，患者因肺脾气虚，虚则无力化水，津液输布失常，痰浊壅肺而出现气喘，咳嗽，咳痰；肺脾气虚，津液不布，易出现口干；气虚卫表不固而出现汗出多，畏寒；夹有肝肾不足，不能濡养筋脉而出现腰酸、下肢麻木；舌淡红，苔黄腻，脉弦均为肺脾两虚，肝肾不足之象。治疗应以补肺健脾、滋补肝肾为主。初诊时用紫苏子、紫菀、前胡等宣肺降气之品，同时用二至丸滋补肝肾，炒白术、炒麦芽、茯苓等固中焦为主；二诊时因考虑到肺脾气虚，津液不布，故用麦冬、百合、玉竹等增加滋阴生津之力；三诊时出现怕冷，下肢麻木等不适，考虑肝肾不足，加用菟丝子温肾阳，益精血，滋补肝肾；四诊、五诊肺失宣降、脾失健运夹有肾不纳气，治疗应以宣肺平喘，调脾和胃、消食滞为主，佐以温肾阳。

**【案六】**胡某，女，58岁，2006年1月8日初诊。

1年前在面部出现红色皮疹，伴有肩部肌肉疼痛，就诊于上海某三甲医院诊断为皮肌炎，给予激素、免疫抑制剂等治疗后症状可缓解。5个月前开始出现咳嗽，气喘，胸闷等不适，就诊于当地医院诊断为皮肌炎性肺间质纤维化，患者及家属为寻中医中药治疗，遂于我门诊就诊。症见：咳嗽，痰多色白，气短，平素易感冒，胁肋部胀满，胃脘胀闷不舒，眠差，需服用安眠药助眠，时有肩部肌肉疼痛，夜尿多，胃纳一般，小便调，大便偏烂。舌黯红，苔薄白，脉弦。目前仍口服甲泼尼龙20mg/日，吗替麦考酚酯胶囊1粒、每日2次口服维持治疗。

西医诊断：皮肌炎性肺间质纤维化

中医诊断：肺痿

辨证：风寒闭肺，痰瘀互结

治法：温肺散寒，化瘀通络

处方：

| | | | |
|---|---|---|---|
| 橘红5克 | 细辛3克 | 炒白术20克 | 炒麦芽20克 |
| 茯苓20克 | 丹参15克 | 黄精15克 | 首乌藤20克 |
| 射干15克 | | | |

水煎内服，共7剂。

2006年1月22日二诊：咳嗽，眠差，胁肋部胀满较前有所缓解，气短，时有胸闷，痰多，胃脘部胀闷，肩部肌肉疼痛，胃纳一般，舌黯红，苔薄白，脉弦。上方去橘红、细辛、丹参、炒白术等；加前胡、紫菀各15克，苦杏仁10克降气化痰，五味子10克敛肺止咳、固精，麦冬15克清心润肺，煅龙牡各30克潜阳安神，当归5克补血活血止痛等。共5剂。

2006年1月27日三诊：咳嗽，痰多，气短明显缓解，肩胛骨疼痛有所缓解，近来手指及脚趾疼痛加剧，时有脚趾抽筋感，平素易感冒，眠差，夜尿2~3次/晚，纳一般，舌黯红，苔白，脉弦。上方去煅龙骨、煅牡蛎、首乌藤、前胡、紫菀等；加忍冬藤30克、老桑枝20克、海风藤15克、络石藤15克、防己15克等祛风通络、利关节、行水气，黄芪20克、党参15克补中益气，健脾益肺。共14剂。

2006年2月12日四诊：手指及脚趾疼痛明显缓解，少许咳嗽，有痰色白易咯，纳一般，眠差，口干口苦，夜尿多，大便偏干，舌黯红，苔薄白，脉弦。上方去海风藤、络石藤、忍冬藤、党参、黄芪等；加制何首乌15克补肝肾、益精血、强筋骨，麦冬15克养阴生津、清心润肺，茯苓、制远志各15克祛痰安神等。共14剂。

2006年3月26日五诊：目前激素减量至15mg/日，时有肩胛部肌肉疼痛，偶有手指及脚趾疼痛，无气喘、胸闷、胃脘部胀满等不适，纳眠一般，二便调，舌淡红，苔薄白，脉弦细。上方去制远志、制何首乌、五味子、麦冬等；加威灵仙15克祛风除湿通络，独活、羌活各15克疏风除湿通痹兼行气血，桂枝15克温经通阳。共7剂。

经过半年的门诊治疗激素逐渐减量至5mg/日，目前病情稳定，间断门诊复诊。

按：皮肌炎是一种以侵犯骨骼肌为主的全身性自身免疫性疾病，可累及肺脏、心脏及胃肠道等。肺间质病变是皮肌炎患者最常见和严重的并发症，治疗效果欠佳，病死率高。中医认为皮肌炎是一种累及内脏、肌肤和全身的痹证，属于皮痹、肌痹范畴。正如《医宗金鉴·杂病心法要诀》所载：

“三痹之因风寒湿，五痹筋骨肌皮……”其主要病因病机是素体禀赋不足，阴阳气血与五脏功能失常，以致邪毒内蕴或内外合邪，脏腑因之受损。根据《诸病源候论》的阐述：“风湿痹病之状，或皮肤顽厚，或肌肉酸痛……由血气虚，则受风湿，而成此病。”患者疾病起初以皮痹为主，久而久之导致肺痹（肺痿）。因风、寒、湿邪蕴结于肺、脾，郁阻化热，波及于肺，肺失宣发肃降而出现咳嗽，咳痰，气促，胸闷；脾主肌肉，主四肢，脾不化湿内外之湿相引而出现肩胛部肌肉酸痛，乏力；邪壅经络日久，闭阻气血而出现胁肋部胀满，手指、脚趾疼痛；脾运不健，聚湿酿痰，痰蕴而化热而出现眠差等；舌黯红，苔薄白，脉弦均为痰瘀互结，闭阻经脉之象。此患者咳嗽，气促，胸闷等不适主要是因皮痹进展日久，寒湿闭阻肺络而出现，治疗上既要温肺化痰止咳，又要祛湿通络，行气血。初诊及二诊主要以温肺化痰，重镇安神，活血祛瘀通络为主；三诊、四诊、五诊，肺气郁闭日久，久病必瘀，故使用藤类药物，祛风除湿通络兼补肺健脾为主。

**【案七】**温某，女，74岁。2011年6月28日初诊。

2年前开始出现干咳，就诊于社区医院，诊断为支气管炎，经治疗后未见明显缓解。1年前开始咳嗽伴有气短、胸闷，遂于某三甲医院就诊，查胸部CT：双肺网织状改变。查肺功能示：中度限制性通气功能障碍。诊断为肺间质纤维化，具体诊治过程不详，患者自诉服用激素治疗，但症状未见明显改善，考虑口服激素副作用大，自行停用，近8个月来自服冬虫夏草、蛤蚧等，未见缓解。家属及患者要求中医中药治疗，遂于我门诊就诊。症见：咳嗽，有痰，色白质黏，不易咯出，自觉呼吸不畅，气短，胸闷，平素怕冷，手脚冰凉，眠一般，疲倦乏力，胃纳一般。舌淡黯，苔白厚，脉弦细。

西医诊断：肺间质纤维化

中医诊断：肺痿

辨证：肺脾肾虚

治法：温肺散寒调脾固肾

处方：

| | | | |
|---|---|---|---|
| 太子参20克 | 细辛3克 | 桂枝10克 | 桑椹20克 |
| 苦杏仁15克 | 前胡15克 | 紫菀15克 | 紫苏叶15克 |
| 防风10克 | 炒六神曲30克 | 白术20克 | 橘红10克 |

共7剂。

2011年7月5日二诊：咳嗽较前缓解，咳痰，恶风，时有呼吸不畅感，胸闷，疲倦乏力，汗出多，纳眠一般，舌淡黯，苔白，脉弦细。在上方去太子参，前胡，紫苏叶，橘红，细辛等；白术改为炒白术20克气化下焦阳气，加党参15克、黄芪10克补肺健脾、升阳固表，麦冬20克清心除烦，菟丝子20克补肾益精、温脾助胃。共5剂。

2011年7月12日三诊：少许咳嗽，咽干，口干，仍有汗出多，气短明显缓解，疲倦，手脚冰凉，夜尿多，大便稀烂，舌淡红，苔薄黄，脉细。上方去桂枝，桑椹，黄芪，党参，菟丝子，麦冬，紫菀等；加肉桂3克补火助阳、引火归元，五味子10克、龙骨30克敛汗涩精、益气生津、补肾宁心，细辛3克温肺散寒、通肺窍。共7剂。

2011年7月26日四诊：咳痰、气短、胸闷等不适明显缓解，偶有咳嗽，仍有怕冷，后背为主，出汗多较前缓解，少许咽痛，纳眠一般，二便调，舌淡红，苔薄白，脉沉细。上方去苦杏仁、细辛、炒六神曲等；加关黄柏10克泻相火，牛膝、玄参各15克补肝肾、滋阴降火，太子参15克益气健脾、生津润肺，桂枝10克温经通阳。共14剂。

随后患者间断在门诊治疗半年余，复查胸部CT：双肺网织状病变未见进展。

按：肺间质纤维化患者往往存在由实转虚，或因虚致实的渐变过程。本病应辨阴阳虚实，甄氏认为针对其虚而言气虚、阳虚为多见。多因病程日久，正气渐衰，反复外感或脏腑功能失调，以致痰、湿、热、瘀等实邪阻滞肺络，肺失宣降，以致肺气上逆发为咳喘。肺为相傅之官，朝百脉，主气之升降出入，肾阳不足，温煦失职，则血脉紧缩，推动无力不能助肺行气血，则气血运行不利。肺又主一身之气，而全身气机的升降出入无不依赖于脾胃的升清降浊，肺的宣发肃降与之密切相关。脾胃清阳不升，则肺气无力宣发，水谷精微不能上承输布全身，聚而成痰留贮于肺而出现咳嗽、咳痰，质黏，不易咯出等。此患者主要因脾阳、肾阳不足为底，卫阳不固贯穿在始终，阳虚痰凝，气机壅阻、肺气不得宣降。肾乃先天之本，立命之根，内寄元阴元阳，全身气机的运行，都有赖于肾中元阳的发动。所谓母病及子，肺病日久多伤及肾，肾不纳气故见气短，胸闷，呼吸不畅感。治疗应以温肺散寒调脾固肾为主。初诊时用橘红、细辛温肺散寒，苦杏仁、前胡、紫菀降气化痰润肺，太子参、防风、白术补气健脾固表；二诊时用补肺健脾，佐以菟丝子温肾阳，使肾阳得充，气化有力；三诊时用肉桂等辛温燥烈之品温中焦，加桂枝、细辛温经通阳，五味子、龙骨等敛汗益精；四诊时又出现咽干、咽痛等症状，夹有气阴不足之象，加牛膝、玄参、关黄柏等滋阴降火，太子参益气生津润肺。强调阳虚不能盲目温阳，要灵活辨证施治，温肾助阳，温补脾阳，固好卫阳的同时，酌情使用滋阴降火之品达到平调阴阳。

【案八】李某，女，63岁，2009年2月17日初诊。

反复咳嗽5年，就诊于当地社区医院，诊断为支气管炎，间断门诊中医中药治疗。半年前开始出现胸闷气短等，就诊于广州某三甲医院诊断为肺间质纤维化，经住院治疗后出院口服泼尼松，每次4片，每日2次，病情未见好转。胸闷、气喘逐渐加重，以致卧床不起，每日靠吸氧维持。1个月前又开始咳嗽，胸闷、气喘加重，自服抗生素、解痉平喘等药物后症状仍反复，遂于家属陪同下于门诊就诊。症见：咳嗽，夜间为主，痰少而黏，色白，气喘，可平卧，胸闷，口干欲饮，腰膝酸软，大便干，小便调，胃纳差。舌红，少苔，脉弦细而数。

西医诊断：肺间质纤维化

中医诊断：肺痿

辨证：肺肾阴虚，痰浊阻肺

治法：滋养肺肾，止咳化痰

处方：

| | | | |
|---|---|---|---|
| 黄精15克 | 前胡15克 | 紫菀15克 | 射干15克 |
| 五味子5克 | 牛膝20克 | 麦芽20克 | 蜜枇杷叶15克 |
| 百部15克 | 大枣20克 | | |

共7剂。

2009年2月24日二诊：服药后咳嗽较前缓解，咽痒，遇冷即咳，夜间咳甚，气喘有所缓解，胸闷，大便偏干，胃纳一般，舌红，苔少，脉细滑。上方去前胡、紫菀、射干、五味子、牛膝等；加桂枝10克上行而散表、透达营卫，党参、黄芪各20克补肺脾之气，益卫固表，北沙参10克、百合15克、桑椹20克滋阴生津、润燥止咳，炒麦芽30克健脾和胃，紫苏子10克降气化痰。共14剂。

2009年3月8日三诊：干咳，气喘，活动后加重，口干，咽痛，纳可，大便调。舌淡红，苔薄白，脉细滑。上方去桂枝、黄精、百合、紫苏子等；加金樱子15克，蜜麻黄10克宣肺平喘，补骨脂15克纳肾气，麦冬、牛膝各15克清心润肺、益胃生津、引火下行。共7剂。

2009年3月15日四诊：偶有咳嗽，无气喘、胸闷等不适，时有腰膝酸软、少痰，少许口干，咽痛，纳眠尚可，二便调，舌淡红，苔薄白，脉细滑。上方去大枣、补骨脂、牛膝等；加海蛤壳20克、玄参10克滋阴利咽等。

经过前后三个多月治疗，激素逐渐减量使用，随访至今1年余，未出现胸闷、气短等不适。

按：肺间质纤维化是呼吸系统疾病中的疑难疾病，近年来本病发病率呈上升趋势，发病年龄逐渐年轻化，65%病因未明，病机不清。可归属于中医“肺痿”“肺痹”等范畴。此患者主要因肺气阴两虚，气失所立，卫外不固，久病及肾，肾为气之根，摄纳失司而出现咳嗽，少痰，气喘；久咳不止，肺阴受损，肺为气道，主津液之敷布，又主皮毛，下合大肠而出现口干，咽痛，大便干；舌红，少苔，脉弦细而数均为肺肾阴虚，痰浊阻肺之象。初诊时用黄精，上入于肺，养肺阴，中入于脾，滋养脾胃，下入于肾，补阴血、填精髓，百部润肺止咳，五味子益气生津，前胡、紫菀、射干、蜜枇杷叶降气化痰平喘，麦芽、大枣补脾益气。唐代的孙思邈提出："肺痿虽有寒热之分，从无实热之例""肺痿无论寒热，皆属虚损之证。"甄氏认为久病必虚，益气补气贯穿在始终，此外患者使用糖皮质激素治疗，中医认为糖皮质激素属于纯阳之品，久用必耗气伤阴，同时这一类人因虚卫表不固，因为易感，又使用广谱抗生素，在抗菌杀毒过程中往往也挫败了人体正气。疾病后期补气固表以防外邪新入，杜绝外因引动，减少因外感而导致急性加重的概率，故二诊、三诊、四诊时仍有虚火灼津，阴虚肺燥，重在滋肺肾之阴，同时加大益气固表健脾之力。

**【案九】** 王某，女，60岁，2015年12月29日初诊。

4年前开始出现左下肢内侧皮肤肿硬，就诊于上海某医院，诊断为硬皮病，给予激素等治疗，但未见明显缓解。1年前开始出现气促，呼吸困难，咳嗽等，就诊于当地医院，诊断为硬皮病性肺间质纤维化，经住院治疗后症状时有反复出现。目前仍口服泼尼松10mg/天，兰索多片30mg/天，氨酚双氢可待因片2片/天等维持治疗。现症见：咳嗽，气促，时有呼吸困难，少痰，后背痛，下肢浮肿，怕冷，汗出多，胃纳可，眠差，二便调，舌黯红，苔少，脉沉细。

西医诊断：硬皮病性肺间质纤维化

中医诊断：肺痿

辨证：肺脾两虚，痰瘀互阻

治法：益气健脾，通络化痰

处方：

| | | | |
|---|---|---|---|
| 桑椹30克 | 党参15克 | 黄芪15克 | 炒白术20克 |
| 桂枝10克 | 细辛3克 | 三七片10克 | 炒薏苡仁30克 |
| 太子参15克 | 炒麦芽20克 | 射干15克 | 紫菀15克 |

水煎内服，共14剂。

2016年1月10日二诊：咳嗽、呼吸困难较前明显缓解，时有气促，少痰，色黄，不易咯出，后背痛，下肢浮肿明显缓解，怕冷，汗出多，纳一般，眠尚可，小便调，大便干。舌黯红，苔少，脉沉细。上方去细辛、炒薏苡仁等；加补骨脂、肉苁蓉各15克补肾阳、益精血，蜜麻黄5克宣肺平喘等。共7剂。

2016年1月26日三诊：偶有咳嗽，时有气促，无呼吸困难等不适，后背痛、怕冷、汗出多等较前缓解，口干，胃纳一般，舌黯红，苔少，脉沉细。在上方去桑椹、桂枝、三七片等；炒麦芽改为麦芽30克，加北沙参、黄精各20克补气养阴润肺，鹿衔草、五味子各10克补肾活血。

随后间断在门诊治疗近半年，激素逐渐停用。目前仍定期门诊复诊，病情控制尚可。

按：硬皮病是一种以皮肤各系统胶原纤维硬化为特征的结缔组织疾病，累及内脏器官的系统性硬皮病又称系统性硬化症，典型的皮肤损害依次经历肿胀期、硬化期和萎缩期，可使人身体部分皮肤硬化，并伴有内脏器官病变，以肺、食管受累较普遍，约68%的硬皮病患者合并肺部病变，以非特异性的、对称性的肺间质纤维化最为常见。甄氏认为系统性硬化症多由于风寒湿热等邪气入侵，经脉闭阻所致，“痰”“瘀”“虚”在本病的发生发展过程中起着至关重要的作用，是本病的病理关键。此患者是因肺气虚，卫表不固，寒湿之邪侵犯，阳气闭阻，血脉不通而出现怕冷，后背痛；气虚不固而出汗多；脾阳不足，水湿内盛，而出现下肢浮肿；肺脾两虚，痰浊阻肺而出现气喘，呼吸困难；舌黯红，苔少，脉沉细均为肺脾两虚，痰瘀互阻之象。治疗应以益气健脾、通络化痰为主。初诊时用太子参、党参、黄芪、炒白术补气健脾为主，射干、紫菀止咳化痰平喘，三七入肝、胃、大肠经，通脉行瘀，行瘀血而敛新血，桂枝、细辛重在温通阳气，佐以桑椹滋肝肾，炒薏苡仁健脾渗湿；二诊仍有阳气不达，重在温肾阳、益精血；三诊时在补气养阴的同时补虚益肾活血。其诊治过程中补脾肺之气、活血化瘀贯穿始终，佐以温补肾阳。

【案十】周某，男，79岁，2014年12月9日初诊。

半年前开始出现咳嗽，咯白黏痰量少，气促，病情呈进行性加重，在广西某医院查肺CT示：双肺网织状改变。行肺功能示：中度限制性通气功能障碍。诊断为肺间质纤维化，具体治疗不详。患者自诉曾服用激素治疗，症状未见明显改善，由于副作用较大，便自行停用，遂于门诊就诊。现症见：咳嗽，咳痰，色白质黏，不易咯出，气短气促，动则加重，步行约50米即喘促，疲倦乏力，胃纳差，平素易感冒，眠尚可，小便调，大便偏烂，舌淡红，苔薄白，边有齿印，脉沉细。

西医诊断：肺间质纤维化

中医诊断：肺痿

辨证：肺脾气虚，痰浊阻肺

治法：补肺健脾，祛痰化浊

处方：

炒麦芽 20 克　炒白术 20 克　浙贝母 20 克　前胡 15 克
紫菀 15 克　法半夏 10 克　太子参 15 克　布渣叶 10 克
蜜麻黄 10 克

水煎服，共 7 剂。

2014 年 12 月 16 日二诊：服药后咳嗽、气短气促较前明显缓解，但夜间低热，体温波动在 37.1~37.9℃之间，查血常规、胸片等检查未见明显异常，少许咳嗽，痰多色白，口干，咽痛，自汗，流涕，纳眠可，小便黄，大便偏干，舌红，苔黄微腻，脉细。辨证为肺气虚夹有风热，治疗以疏风解表，清热利咽为主。

柴胡 15 克　羌活 15 克　土牛膝 20 克　牛蒡子 15 克
炒六神曲 15 克　苦杏仁 10 克　青蒿 15 克（后下）　连翘 15 克

共 4 剂。当日饮 1 剂，之后每日饮 2 剂，分早晚饮。

2014 年 12 月 23 日三诊：偶有咳嗽，夜间或晨起为主，少许气促，夜间低热较前明显缓解，体温波动在 37~37.3℃，少痰，质黏，口干，无咽痛、流涕、自汗等不适，二便调，舌淡红，苔薄黄，脉细。在第一诊基础上去浙贝母、太子参、蜜麻黄等；加橘红 10 克、细辛 3 克温肺散寒，麦冬 15 克养阴益胃生津。《本草思辨录》言："土能生金，肺气全恃胃阴以生，胃气润，肺自资其益也。"桑白皮 15 克泻肺金之有余，止咳定喘。共 14 剂。

2015 年 1 月 20 日五诊：无明显咳嗽，无气短、气促等不适，但仍有怕冷，疲倦乏力，纳眠尚可，二便调，舌淡红，苔薄白，脉细。上方去橘红、细辛、麦冬等；加党参 15 克、桂枝 10 克、大枣 20 克补肺健脾、温通经脉、平冲降逆，桑椹 15 克益精血、炒六神曲 15 克醒脾和胃。

按：肺间质纤维化是以间质性肺炎，肺泡结构破坏，纤维组织增生，形成不可逆的肺纤维化和蜂窝肺改变为病理表现的间质性肺疾病。根据其临床表现，可将其归属于中医学"肺痿""肺痹"范畴。《金匮要略·肺痿肺痈咳嗽上气病脉证并治》中首先提出肺痿病名，曰"热在上焦者。因咳为肺痿"。肺痿即肺气痿弱不用，或为热灼，或为肺中冷，肺气不用，以致或咳、或吐涎沫不止。甄氏认为多因正气渐衰，或寒、痰、湿、热、瘀等病邪胶固不解耗伤人体气血，肺叶焦枯不荣，肺气不用，日久而痿。此患者因肺气不足，脾失健运所致。肺主一身之气，而全身气机的升降出入无不依赖于脾胃的升清降浊。脾胃清阳不升，则肺气无力宣发，水谷精微不能上承输布全身。肺气不足，肺失宣降，脾失健运，湿聚成痰，痰浊壅滞于肺而出现咳嗽，咯白痰，气短，气促；脾主四肢，又主筋，脾虚不运而出现疲倦乏力，胃纳差，大便烂；舌淡红，苔薄白，边有齿印，脉沉细均为肺脾气虚、痰浊阻肺之象。治疗应以补肺健脾，祛痰化浊为主。初诊时祛痰止咳兼醒脾补脾和胃；二诊时因肺脾不足为底，不慎感受风热之邪而出现低热，用炒六神曲来醒脾和胃，以免苦寒清热之品损伤脾阳，待外感风热之邪祛除后三诊、四诊开始温肺散寒通阳，健脾补肺，同时益胃生津来补肺阴，补血益阴助肺行血。

# 第十章 肺痨

# 第一节　肺痨概述

肺痨是指由于正气虚弱，感染痨虫，侵蚀肺脏所致的，以咳嗽、咯血、潮热、盗汗及身体逐渐消瘦等症为主要临床表现，具有传染性的慢性消耗性疾病。唐代孙思邈《备急千金要方·卷十八·九虫》提出“肺劳热生虫，在肺为病”。元代朱丹溪《丹溪心法·劳瘵·附录》有“盖劳之由，因人之壮年，气血完聚，精液充满之际，不能保养性命，酒色是贪，日夜耽嗜，无有休息，以致耗散真元，虚败精液……谓之火盛金衰”之说，强调了肺痨形成的内在因素为正气虚弱。

本病的发病部位主要在肺，由于痨虫从口鼻吸入，直接侵蚀肺脏，可出现干咳、咯血等肺系症状。由于肺主呼吸，其气上应于天，禀轻虚之体，行清肃之令，又肺为娇脏，易为邪侵，故肺脏本体虚弱，卫外功能不强，或因其他脏器病变耗伤肺气，导致肺虚，则“瘵虫”极易犯肺，侵蚀肺体，而致成肺痨。肺痨多以七情六欲和六淫之邪为其诱因，如果体健力强，尚能减少其传染。正如朱丹溪所云：“劳瘵之病非止一端，其始未有不因身体虚弱劳肾伤心而得之。”另一方面，由于脏腑之间有互相资生、制约的关系，肺脏局部病变，久之也必然会影响到其他脏器和整体，故有“其邪辗转，乘于五脏”之说，其中与脾肾两脏的关系最为密切。

历代医家认为肺痨的病机为阴虚火旺及气阴两虚。《寿世保元·劳瘵》言：“夫阴虚火动，劳瘵之疾……耗其血则火亢而金亏。”隋代巢元方《诸病源候论·虚劳病诸候》云“虚劳而咳嗽者，脏腑气衰，邪伤于肺故也。久不已，令人胸背微痛……气之所行，通荣脏腑，故咳嗽俱入于肺也”，认为肺痨的病机为脏腑气衰。元代朱丹溪《丹溪心法·劳瘵·附录》云“劳瘵主乎阴虚”强调了肺痨的病机是“火盛金衰”。肺痨病变主要在肺，继则脾肾，甚则传遍五脏。甄氏认为肺痨之治，首先要识清其始动之因及相传之变。在治疗上，以养阴清火、扶正杀虫为基本原则，佐以滋肾水，养心血，扶元气，健脾胃，以培其本；降相火，清湿热，化痰涎，润肺金，以治其标。

甄老先生一生以活人为己任，尤其在医药事业比较落后的民国及抗战时期，肺痨夺人命无数，甄老便致力于中医药抗痨这一方向，确有成效，辨证加减使用“铁破汤”治愈不少患者，其原方由铁包金、穿破石、当归、苦杏仁、川贝母、白及等药物组成。在多年的临床实践中，不断总结创新，除以铁破汤治疗肺结核外，更将其临床应用范围加以扩大，发掘其新的临床效用，如用此方加减治疗肺炎，支气管炎，胸膜炎和痰核瘰疬、癥瘕积聚等疾病，取得满意的疗效。

## 第二节 肺痨案

**【案一】** 黄某，女，27岁，1992年1月21日初诊。

3个月前开始咳嗽，就诊于深圳某社区医院，诊断为慢性支气管炎，给予口服中药（具体不详），后咳嗽有所缓解，但1个月前开始咳嗽加重，干咳，伴有低热，就诊于当地人民医院，查胸片提示：右上肺肺结核，随后转到当地胸科医院，给予三联抗痨治疗后好转出院。但近2周以来出现咳嗽，时有胸部隐痛，遂于门诊就诊。症见：咳嗽，咳痰，胸部隐痛，伴有后背痛，口干，疲倦乏力，无发热，眠一般，胃纳差，时有腹胀，二便调，舌红，苔微黄，脉弦细。

西医诊断：肺结核

中医诊断：肺痨

辨证：气阴两虚，痰瘀阻肺

治法：益气养阴，化痰通络

处方：

| | | | |
|---|---|---|---|
| 铁包金15克 | 穿破石15克 | 炒白术15克 | 蜜百部15克 |
| 麦冬15克 | 百合15克 | 沙参15克 | 麦芽20克 |
| 太子参10克 | 牛膝10克 | 女贞子15克 | 石斛20克 |

共7剂。

1992年2月11日二诊：咳嗽减轻，胸背部隐痛有所缓解，疲倦乏力，胃纳差，小便调，大便偏烂，舌淡红，苔薄白，脉细。上方去太子参，去麦冬、沙参、石斛等清热生津之品；加黄芪20克补益肺脾之气，山药20克益气养阴、补脾肺肾，五味子10克敛肺滋阴。共7剂。

1992年2月18日三诊：3天前患者不慎受凉后咳嗽加重，有痰，色白，呈泡沫，伴有鼻塞流涕、打喷嚏，无发热，但恶寒，周身肌肉酸痛，咽痛，咽痒，胃纳一般，小便调，大便偏烂，舌淡红，苔薄白，脉浮。考虑外感风寒，予疏风解表散寒，化痰止咳为主，处方如下：

| | | | |
|---|---|---|---|
| 防风15克 | 柴胡15克 | 苍耳子10克 | 土牛膝20克 |
| 玄参10克 | 蜜枇杷叶15克 | 浙贝母20克 | 前胡15克 |
| 紫菀15克 | 太子参15克 | 大枣20克 | |

共5剂。

1992年2月25日四诊：鼻塞流涕、喷嚏、咽痛咽痒、恶寒等外感表证已解，但时有咳嗽，少痰，口干，背部隐痛，时有胸闷，胃纳尚可，二便调，舌淡红，苔薄白。治疗以滋阴益气为法，在首方基础上加桑椹15克滋肺肾阴，路路通、丝瓜络、郁金各15克以通络止痛、解郁行气。共7剂。

按：肺痨主要因感染痨虫和正气虚弱所致，也可以相互为因。痨虫传染是发病不可缺少的外因，正虚是发病的基础。此患者抗痨治疗后仍出现咳嗽、咳痰等不适，处于肺痨恢复期，肺气不足，加上肺阴不足，虚热内蕴，灼伤肺络而出现咳嗽、咳痰、口干等不适；咳嗽日久，损伤肺络，肺气郁滞而出现胸背部疼痛；舌红，舌苔微黄，脉弦细均为气阴两虚，痰瘀阻肺之象。治疗当以养阴润肺，益气化痰通络为主。初诊给予铁破汤加减，再以麦冬、百合、沙参、石斛等养阴生津润肺，太子参健脾益肺生津，再用牛膝、女贞子，补肝肾之阴、引火下行；三诊出现外感表证，清《疡医大全·寒门秘法》言"里证脉浮者，表未尽也，必先解表而后攻里"，给予疏风解表散寒，化痰止咳之品，待表邪祛除后养阴润肺止咳、活血通肺络为主。

**【案二】** 施某，女，66岁，1994年8月29日初诊。

2年前开始出现咳嗽伴有咯血，就诊于当地胸科医院，诊断为肺结核，经抗痨治疗后好转出院，并规律服用抗痨药物。1年前咳嗽、咯血等症状复发，患者再次就诊于胸科医院，经纤维支气管镜深部痰标本检查提示：非结核分枝杆菌，查胸部CT示：右肺及左上肺病灶，并右上肺轻度支气管扩张，结合临床，考虑非结核分枝杆菌肺病，按胸科医院抗菌方案规律服药治疗1年余，现已停药半年。但近来仍有咳嗽、痰多、质黏等不适，遂于门诊就诊。症见：咳嗽，咳痰，痰黏，色黄白，不易咯出，体倦乏力，口干，近来体重减轻约10斤，胃纳一般，时有胃胀感，眠可，小便调，大便偏烂，舌红，苔薄白，脉弦细。

西医诊断：1. 肺结核
　　　　　2. 非结核分枝杆菌肺病
　　　　　3. 支气管扩张症

中医诊断：1. 肺痨
　　　　　2. 肺络张

辨证：肺脾两虚，痰浊中阻

治法：健脾补气，润肺化痰

处方：

| | | | |
|---|---|---|---|
| 蜜百部15克 | 炒麦芽15克 | 炒白术15克 | 陈皮10克 |
| 法半夏10克 | 郁金10克 | 丝瓜络15克 | 铁包金15克 |

穿破石 15 克　　麦冬 10 克　　太子参 10 克

共 10 剂。

1994 年 9 月 12 日二诊：咳嗽、咳痰较前减少，胃胀较前有所缓解，但仍有体倦乏力，口干欲饮，胃纳差，二便调，舌淡红，苔薄白，脉弦细。上方去铁包金、穿破石、法半夏、郁金、太子参等；加北沙参 15 克加强生津润肺之力，二至丸、桑椹 20 克补益肝肾，淫羊藿 10 克、牛膝 20 克补肾助阳、引火下行。共 14 剂。

1994 年 9 月 26 日三诊：咳嗽、咳痰明显缓解，有痰色白，易咯出，口苦，无口干，口腔溃疡，腰酸，纳眠可，二便调，舌淡红，苔后部薄黄，脉弦。上方去陈皮、桑椹、淫羊藿、牛膝、北沙参等；加关黄柏 3 克清下焦热，杜仲、菟丝子各 15 克补益肝肾，党参、当归各 10 克补气健脾和血。共 7 剂。

按：肺痨正虚与邪实并居为患，治疗应以扶正与祛邪为原则。明·虞抟《医学正传·劳极》提出："治之之法，一则杀其虫，以绝其根本。一则补其虚，以复其真元。"此患者虽有肺阴不足之象，但主要以脾虚为本，脾虚不固，运化无权，聚湿生痰，痰浊阻肺而出现咳嗽、痰多色黄，质黏不易咯出；肺阴不足，肺失滋润而出现口干、欲饮水；脾虚湿困中焦，湿性重浊，遏制清阳不升而出现倦怠乏力、大便偏烂；舌红，苔薄白，脉弦细均为肺脾两虚，痰浊中阻之象。治疗当以健脾行气，润肺化痰为主。虽有口干、痰黏难咯、舌红等肺阴不足之象，然不急于用滋阴润肺生津之品，而要善抓主证，识清本在脾虚。初诊时考虑到胃胀、大便烂等脾胃运化失司的表现，予炒白术、炒麦芽、陈皮、法半夏等健脾燥湿，化痰行气之品顾护中焦，再予少量麦冬、太子参生津益气，补而不滞，扶正祛邪；二诊、三诊时可见痰邪已祛，故不再运用铁破汤，而以补益肝肾、育阴潜阳为主，北沙参、二至丸、桑椹等养阴生津、滋补肝肾之品，兼顾肺肝肾三脏，滋补脏器阴精亏损，再予淫羊藿、牛膝补肾助阳，取景岳"阳中求阴"之意。患者病程日久，夹有气血阴阳受损，三诊时予党参、当归、杜仲、菟丝子，调和气血、阴阳并补之意。其后患者症状稳定，间断门诊调治，未见复发。

**【案三】** 武某，女，38 岁，2000 年 8 月 11 日初诊。

5 个月前开始出现咳嗽，痰中带血丝，起初未予重视，但 2 周前开始出现咳嗽加重，午后低热，自测体温波动在 37.2~37.7℃之间，遂于当地呼吸科就诊，查胸片提示：左上肺肺结核，遂后转到当地胸科医院就诊，经一系列检查后确诊为肺结核，给予抗痨药物治疗后低热已退，痰中无血丝，但患者仍有咳嗽、咳痰、平素易感冒等不适，遂于门诊就诊。症见：咳嗽，以傍晚、晚上及劳累后明显，伴咯少量白痰，咽部不适，气短，时有恶心欲呕感，疲倦乏力，头晕、自觉记忆力下降，纳眠差，入睡困难，舌黯红，苔白，脉细。

西医诊断：肺结核

中医诊断：肺痨

辨证：肺脾肾虚，痰浊困肺

治法：健脾补肾，润肺化痰

处方：

| | | | |
|---|---|---|---|
| 蜜百部 15 克 | 北沙参 20 克 | 砂仁 10 克（后下） | 太子参 10 克 |
| 炒麦芽 20 克 | 茯苓 20 克 | 山药 20 克 | 黄精 15 克 |
| 炒白术 20 克 | 浮小麦 30 克 | 煅龙骨 30 克 | 煅牡蛎 30 克 |

共 7 剂。

2000 年 8 月 18 日二诊：仍有咳嗽、少痰色白，恶心欲呕较前好转，睡眠较前改善，但仍觉入睡困难，怕冷，腰酸，胃纳一般，二便调，舌红，苔薄白，脉细。上方去北沙参、茯苓、炒白术、浮小麦、煅龙牡等；加桑寄生 15 克、菟丝子 15 克、金樱子 15 克、炙甘草 10 克补肝肾、益精血、温中焦。共 14 剂。

2000 年 9 月 5 日三诊：气短，气紧，疲倦乏力，阵发性咳嗽，咽痒，恶寒，纳眠较前改善，无明显恶心欲呕感，胃纳一般，二便调，舌淡红，苔薄白，脉细。上方去炒麦芽、山药；加橘红、白前各 10 克以温肺散寒，党参 15 克补气健脾。《本草从新》言："补中益气，和脾胃，除烦渴"。共 7 剂。

2016 年 9 月 13 日四诊：咳嗽、气短、气紧等症状明显缓解，疲倦乏力亦较前有所好转，咽干，纳眠可，二便调，舌淡黯，苔薄白，脉细。上方去橘红、白前、菟丝子、金樱子等；桑寄生予加量至 20 克，加麦冬 15 克、北沙参 15 克养阴生津、润肺止咳，太子参加至 15 克、山药 20 克以补脾肺气，女贞子 15 克、旱莲草 10 克平补肝肾之阴。共 7 剂。

按：目前肺结核患者一经确诊，通常按照规范化的抗痨方案，大部分患者经过治疗后肺部的症状可得到控制，但易出现倦怠乏力、食欲不振、少气懒言、疲乏无力等正气受损的表现。中土旺才可生金，脾胃为后天之本，气血阴精生化之源，如《素问·经脉别论》云："饮入于胃，游溢精气，上输于脾。脾气散精，上归于肺，通调水道，下输膀胱。水精四布，五经并行。"若脾胃的受纳运化功能失司，则肺就无法完成"通调水道，下输膀胱，水精四布，五经并行"之职，故而出现咳嗽难愈、气短、疲倦乏力、恶心欲呕、头晕等症状。抗结核治疗的药物，多为攻伐之剂，患者在治疗的过程中，正气进一步受到损耗，先天之脾，后天之肾，均受累及，故而出现肺脾肾三脏皆虚的表现。治疗应以健脾补肾，润肺化痰为主。初诊时并不急于峻补肺肾，而是先以健脾和胃之品，斡旋中州。因脾居中焦，上连心肺，下及肝肾，是五脏气机升降的枢纽，且脾胃乃后天之本，脾胃健旺才能生化有源，同时考虑到患者眠差、入睡困难，为下焦亏虚，阴不敛阳所致，故以浮小麦清上焦虚热，煅龙牡重镇潜阳；二诊纳眠均有所改善，脾胃根基初固，遂开始加用桑寄生、菟丝子、金樱子等补益肝肾之品；三诊用橘红、白前温肺散寒，同时用党参补气健脾之力，固好中焦；四诊时可见疲倦乏力等正气不足的表现得到改善，故继续以益气养阴，补益肺肾为法以巩固疗效。

**【案四】** 李某，男，47岁，2008年9月28日初诊。

2个月前开始无明显诱因下出现低热，起初误以为感冒，自行服用日夜百服宁，但未见缓解，遂于当地中西医结合医院就诊，经过抽血及拍胸片等一系列检查，诊断为疑似肺结核，随后转到当地胸科医院，进一步完善相关检查，确诊为肺结核，给予抗痨药物治疗后热势可退，但仍有咳嗽，咳痰，汗出多等不适，在家人陪同下，寻求中药治疗，遂于门诊就诊。症见：疲倦乏力，五心烦热，咳嗽，少痰，口干，嘴唇干燥，夜间汗出多，鼻腔干燥，时有后背隐痛，腰酸，纳眠可，二便调，舌质红，舌底可见瘀络，苔中部黄腻，脉细。

西医诊断：肺结核

中医诊断：肺痨

辨证：肺阴亏虚，痰瘀内阻

治法：滋阴润肺，化痰通络

处方：

| | | | |
|---|---|---|---|
| 铁包金20克 | 穿破石20克 | 蜜枇杷叶15克 | 浙贝母20克 |
| 麦冬15克 | 沙参20克 | 苦杏仁10克 | 桔梗10克 |
| 陈皮5克 | 六神曲20克 | 炒麦芽20克 | 蜜百部15克 |
| 丹参10克 | | | |

共7剂。

2008年10月11日二诊：仍有咳嗽，以晨起时为甚，咯出少量黄色黏痰，口干，口苦，易汗出，动则尤甚，怕冷，怕风，纳一般，时有腹胀，眠尚可，二便调，舌质红，舌苔由黄转白，微腻，脉细。上方去麦冬、桔梗、丹参、陈皮、炒麦芽等；加法半夏10克燥湿化痰，炒扁豆、山药、玉竹各15克补脾养胃、祛脾湿、益肺涩精，乌梅15克敛肺止咳。共14剂。

2008年11月1日三诊：时有咳嗽，伴少量咳痰，偶可见痰中夹带血丝，背隐痛，仍诉口干，咽痒，汗出仍较多，舌脉同前。上方去法半夏、炒扁豆、乌梅、玉竹；加白及、鱼腥草20克清肺泄热，黄柏20克泻相火，路路通15克通经止痛，太子参15克、鸡内金10克补脾肺、消食滞。共7剂。

2008年11月8日四诊：少许咳嗽，无咳痰，汗出较前减少，但夜间仍有汗出，咽干，眠差，大便偏烂，小便调，舌淡红，苔薄白，脉弦细。上方去鱼腥草、黄柏、路路通等；加煅龙牡各30克敛汗潜阳，麦冬15克润肺清心。共7剂。

随后间断在门诊治疗2月余，诸症悉平。

按：此患者主要因肺阴亏虚，肺失清肃，肺气上逆而出现咳嗽、少痰质黏等不适；阴血亏损，阴虚生内热，虚火盛而阴液不能敛藏而出现汗出多、口干、嘴唇干燥等；舌质红，舌底可见瘀络，苔中部黄腻，脉细等均阴虚肺燥，痰瘀内阻所致。治疗当以滋阴润肺，化痰通络为主。甄氏在数十年临床实践中，创新性提出"痹痨必瘀，瘀祛证消"的理论，在养阴润肺止咳基础上，酌情加减使用活血化瘀通络之品。初诊时在铁破汤基础上，加蜜枇杷叶、浙贝母清热化痰，桔梗、苦杏仁降气化痰止咳，陈皮、六神曲、炒麦芽健脾理气和胃，用丹参益气活血化瘀，正如清末唐容川提出痨虫是"瘀血所化"，杀虫是治其标，祛瘀是治其本的观点，为首次明确提出以活血化瘀为治痨要点丹参可补血而祛瘀，可达瘀消而不伤正；二诊时胃纳一般，时有腹胀，考虑中焦脾胃运化失常，食滞于胃脘，重在祛脾湿、消食滞、固肾精；三诊时肺肾之阴不足，虚火灼肺，清肺火、泻相火，酌情加通络之品，加大补肺脾之力；四诊时用煅龙骨、煅牡蛎重镇潜阳敛汗之时降虚火，加麦冬润肺清心。

**【案五】** 李某，男，56岁，2013年11月7日初诊。

2年前开始出现痰中带血丝，伴有咳嗽，遂于广西某医院就诊，查胸片提示肺结核，给予抗痨药物治疗近3月余，症状明显缓解。但3个月前开始胸痛，伴有咳嗽、咳痰，就诊于广州市胸科医院查胸片提示：双上肺野结核空洞，双侧胸膜炎。给予药物治疗（具体不详）后胸痛可缓解，但仍有咳嗽、痰多、疲倦乏力等不适，遂于我门诊就诊。症见：咳嗽，咳痰，色白，质浓稠，量多，胸闷，时有气促，活动后加重，平素怕冷，易汗出，手足不温，纳眠可，二便调。舌黯淡，苔黄白厚，脉弦细。

西医诊断：1. 肺结核
　　　　　2. 结核性胸膜炎

中医诊断：肺痨

辨证：脾虚湿困，痰饮内阻

治法：健脾燥湿，宣肺化痰

处方：

| | | | |
|---|---|---|---|
| 炒麦芽20克 | 炒六神曲20克 | 炒白术15克 | 浙贝母15克 |
| 法半夏15克 | 蜜枇杷叶15克 | 苍术15克 | 佩兰15克 |

陈皮 10 克　　党参 10 克　　橘红 10 克　　淫羊藿 10 克
共 14 剂。

2013 年 12 月 12 日二诊：咳嗽较前减轻，痰质较前转稀，易咯出，偶见痰中少许血丝，仍时有气促，伴气紧感，以活动后为甚，时有胸闷痛，口干，咽喉不适，胃纳一般，二便调，舌黯淡，舌尖偏红，苔黄白，脉弦细。上方去炒麦芽、苍术、佩兰等以防温燥太过；加前胡、紫菀、龙脷叶各 15 克清热化痰、润肺止咳，丹参 15 克祛瘀活血止痛。共 14 剂。

2014 年 3 月 20 日三诊：2 天前不慎受凉后出现恶寒、鼻塞流涕等症状，无发热、肌肉酸痛等不适，自行服用感冒药后外感表证已解，但咳嗽加重，咳痰黄白质稠，可见痰中带血，今晨咯少量血痰，鼻腔干燥，咽痒，纳眠可，二便调，舌淡黯，苔白厚腻，脉沉细。上方加仙鹤草 30 克、藕节 15 克、白及 30 克以收敛止血。共 14 剂。

2014 年 5 月 15 日四诊：咳嗽、咳痰较前有所缓解，痰色白，质黏稠，无咯血、气促等不适，疲倦乏力，胃脘胀闷不舒，胃纳差，二便调，舌淡红，苔中部微黄，脉沉细。上方去仙鹤草、藕节等收敛止血之品；加砂仁 10 克，茯苓 20 克，白豆蔻 5 克健脾渗湿、理气化痰。共 14 剂。

按：《医宗必读·痰饮》："按：痰之为病十常六七，而《内经》叙痰饮四条，皆因湿土为害。故先哲云：脾为生痰之源……脾复健运之常，而痰自化矣。"脾为生痰之源，肺为贮痰之器，脾居中州，为制水之脏，既可上助肺主调节，又可下佐肾司开阖。此患者主要是因脾虚不运，津液的正常输布与排泄则受到影响，水湿停聚而为痰，流窜脏腑经络，变生诸证，上阻于肺而出现咳嗽、痰多色白浓稠量多；脾为气血生化之源，脾阳不足，肺气不固而出现平素怕冷，易汗出，手足不温等；舌黯淡，苔黄白厚，脉弦细均为脾虚湿困，痰饮内阻之象。治疗当以健脾燥湿，宣肺化痰为主，《景岳全书》云："五脏之病，虽俱能生痰，然无不由乎脾肾。盖脾主湿，湿动则为痰，故痰之化无不在脾。"初诊时既有燥湿行气之品如白、苍二术，陈皮、法夏等，又有芳香化湿之品如佩兰，再添炒麦芽、炒六神曲等化痰消积，在此基础上，加以橘红、蜜枇杷叶等化痰之品，肺脾同治，共奏健脾化痰之功。二诊时考虑肺中有燥火，心火偏亢，用润肺止咳化痰之品。丹参，苦，微寒，苦能泄散，微寒能清，活血化瘀而止痛，又可以清心凉血而除烦。三诊时外感表证已解，仍有咳嗽、痰中带血、鼻腔干燥、咽痒等，用收敛止血之品。四诊时病情较稳定，重在调脾健脾，固好后天之本。

**【案六】** 罗某，女，50 岁，2011 年 4 月 12 日初诊。

8 个月前出现反复咳嗽、咳痰就诊于当地某社区医院，诊断为支气管炎，给予药物（具体不详）治疗后未见缓解。5 个月前开始出现低热，以午后为主，伴有体重减轻，自诉近2个月以来体重减轻约10斤，就诊于某部队医院，查胸片提示肺结核，随后转到胸科医院，规范抗痨治疗近3月余，无低热，但仍有咳嗽，痰中带血丝，疲倦乏力等不适，遂于门诊就诊。症见：咳嗽，少量黄痰质稠难咯，3天前出现咯血2次，色鲜红，量少，约2ml，口干，口苦，疲倦乏力，胃纳差，眠差，入睡困难，二便调，舌质红，少苔，脉弦细略数。患者月经不调1年余，数月1至，量少或多，经色鲜红。末次月经为2011年1月22日至28日，量少，淋漓不尽，色鲜红。

西医诊断：肺结核

中医诊断：肺痨

辨证：肺阴不足，肝肾两虚，虚火灼肺

治法：滋阴降火，润肺化痰

处方：

| | | | |
|---|---|---|---|
| 铁包金20克 | 蜜百部20克 | 百合20克 | 北沙参20克 |
| 麦冬20克 | 郁金15克 | 白芍20克 | 桑椹30克 |
| 女贞子15克 | 关黄柏10克 | 五味子5克 | 牡丹皮15克 |

共7剂。

2011年4月19日二诊：咳嗽有所缓解，近1周未出现咯血，偶有痰中带血丝，伴气短，胸闷感，仍诉眠差，入睡困难，胃纳差，小便调，大便干，舌质红，少苔，脉弦细。上方去北沙参、麦冬等滋阴润肺之品，去白芍、郁金、牡丹皮等；加龙骨、牡蛎各30克重镇潜阳，醋鳖甲30克、泽泻15克滋阴泄肾中虚火。共7剂。

2011年5月10日三诊：时有咳嗽，痰中带血，晨起为主，伴少许胸闷，自诉近日食用煎炸之品后出现咽喉异物感，少许口干，无口苦，入睡困难较前好转，但仍眠差，多梦，晨起困倦，胃纳一般，二便调，舌质红，少苔，脉细。月经未至。上方去桑椹、关黄柏、醋鳖甲、泽泻等；加浙贝母20克、蜜枇杷叶15克清热化痰，猫爪草10克散结，白薇15克清虚热、透邪气、兼益阴，山药20克平补脾胃。共14剂。

按：肺痨之证，自古多以阴虚论之，肺阴亏耗，虚火上灼，变生肺痨诸证。本例特殊之处，在于患者年逾七七，为天癸绝之时，“任脉虚，太冲脉衰少”，本就肝肾不足，阴虚血少，再加痨虫侵犯，更是虚上加虚。“五脏相移，穷必及肾”，痨虫侵袭肺部，肺阴亏耗日久必及肾阴；而肾为先天之本，女子围绝经期正是肾气渐衰之时，肾阴本就不足，此时染痨，外邪攻冲，则又使月经当绝不绝，正如清代肖埙《女科经纶·月经门·夫人净水当止不止属邪气攻冲》记载：“女子以血为主，七七则卦数已终，终则经水绝，冲任虚衰，天癸绝……或劳伤过度，喜怒不时，经脉衰微之际，又为邪气攻冲，则当止不止而复下。”二者相互影响，肺肝肾三脏俱损，阴精亏虚。治疗上应滋阴与凉血行血并行，以铁破汤为主方，大量应用滋阴生津之品补肺养肝固肾，再以关黄柏、牡丹皮等清上焦虚热；二诊即见咯血明显减少，而失眠多梦等绝经前后诸证仍存，考虑肝肾不足，故以醋鳖甲、龙骨、牡蛎等滋阴潜阳，再加泽泻入肾行水而泻热；三诊患者主证未变，病机未变，故仍以滋阴降火为治疗大法，患者咽喉异物感，为食用煎炸燥热之品，引动上焦虚火所致，故以猫爪草、白薇清虚火，除血热，再以山药补气补阴，伏胃中燥火。后以滋阴为治疗大法，随证加减，患者断续服用中药1年有余，咳嗽咯血、失眠多梦等症均逐渐缓解，月经停不复来，就诊半年后停用抗痨药物，随访至今，近1年，未见咳嗽、咳痰等不适。

**【案七】**李某，男，51岁，2002年12月6日初诊。

3周前无明显诱因下出现右侧胸痛，遂至当地就诊，行胸部CT提示肺结核，经住院抗痨治疗后胸痛明显缓解，但仍有咳嗽、咳痰、疲倦乏力等不适，随后就诊于某诊所，给予中药治疗，但未见缓解。近来咳嗽加重，干咳，少痰，自行服用川贝枇杷露后有所缓解，但仍有咳嗽、咽干等不适，家属及患者寻求中药治疗，遂于门诊就诊。症见：咳嗽，咳痰，痰色黄质黏，少许胸闷，气紧，咽干，纳眠一般，二便调，舌淡红，舌尖稍红，苔薄白，根稍厚腻，脉细。

西医诊断：肺结核

中医诊断：肺痨

辨证：肺阴不足，气滞痰凝

治法：滋阴润肺，理气化痰

处方：

| | | | |
|---|---|---|---|
| 铁包金20克 | 穿破石20克 | 蜜百部15克 | 路路通15克 |
| 丝瓜络15克 | 炒麦芽20克 | 龙脷叶15克 | 麦冬15克 |
| 百合15克 | 牛膝15克 | 法半夏10克 | |

共14剂。

2002年12月27日二诊：咳嗽有所缓解，咯少量黄白黏痰，自觉喉中有异物感，胸闷较前明显好转，口干，胃纳一般，不思饮食，小便调，大便偏烂，舌淡红，苔薄白，舌中部苔偏黄稍厚腻，脉濡。上方去丝瓜络、麦冬、百合、牛膝；加浙贝母20克清热化痰，布渣叶15克消食滞，茯苓20克、白扁豆30克、白术15克健脾补脾化脾湿。共7剂。

2003年1月10日三诊：少许咳嗽咳痰，时有胸闷，自诉服用抗痨药后逐渐开始出现四肢皮肤瘙痒，躯干皮肤干燥脱屑，肤色如常，未见风团斑疹，疲倦乏力，时有胃脘部胀满，纳眠尚可，二便调，舌淡红，苔薄黄，脉细。上方去布渣叶、茯苓、白扁豆；白术改为炒用，加紫苏梗 10 克理气解郁，徐长卿、白鲜皮各 15 克除湿止痒，薏苡仁 30 克健脾利湿，生地黄 15 克滋阴凉血。共 7 剂。

服药后第 5 天随访，患者皮肤瘙痒、干燥脱屑等症状完全好消失，后间断门诊治疗 2 月余，诸症悉平。

按：现代医学已明确肺痨为结核分枝杆菌感染肺部所造成的疾病，一经确诊，即应采用化学药物进行规范治疗，然而化学药物在杀灭结核菌的同时，也会对服药的人体造成不同程度的不良影响，然而由于结核杆菌在人体内的生长特性，抗结核药物不能由于不良反应而随意加减或停止，这是中医药可发挥优势之处。此患者主要因肺阴不足，肺失滋润，肺气上逆而出现咳嗽、咳痰；脾虚不运，肺气不足，失去宣降，气滞痰凝而出现气紧、痰黏、胸闷等不适，舌淡红，舌尖稍红，苔薄白，根稍厚腻，脉细均为肺阴不足、气滞痰凝之象。治疗当以滋阴润肺、理气化痰为主。初诊时用铁包金、穿破石、蜜百部、麦冬、百合等滋阴润肺之品，加路路通、丝瓜络等通肺络之品，重在滋肺阴、通肺络为主；二诊时考虑到食滞于中焦，痰湿困在中焦，用白扁豆、布渣叶等化湿消滞，白术、茯苓健运脾胃；三诊患者诉服用抗结核药物后逐渐出现皮肤瘙痒，采用祛风止痒、清热燥湿的徐长卿、白鲜皮、薏苡仁等，收效明显。本案强调肺痨之疾，重在肺阴，但要把握滋阴力度，酌情加减通肺络之品，同时要固好后天之本，按调脾、补脾、健脾三步骤来固中焦。

【案八】 陈某，女，57 岁，2010 年 8 月 20 日初诊。

2 个月前因出现咳嗽、咯血等不适，就诊于当地医院急诊，查胸片提示肺结核，随后转至当地胸科医院，进行深部痰培养等检查，确诊为肺结核，目前仍行抗痨药物治疗。但近来出现胸部隐痛，咳嗽、时有痰中带血丝，遂于门诊寻求中药治疗。症见：胸痛，后背部酸痛，咳嗽，咳痰色黄白质黏，时有痰中带血丝，口干，平素怕冷，易感冒，纳眠一般，夜尿多，2~3 次，大便偏干，舌淡红，舌尖偏红，苔黄白腻，脉细。

西医诊断：肺结核

中医诊断：肺痨

辨证：痰瘀气滞，阴阳两虚

治法：化痰通络，平调阴阳

处方：

| | | | |
|---|---|---|---|
| 丝瓜络 15 克 | 路路通 15 克 | 丹参 10 克 | 蜜枇杷叶 15 克 |
| 浙贝母 20 克 | 前胡 15 克 | 紫菀 15 克 | 桑椹 20 克 |
| 白术 20 克 | 黄芪 15 克 | 麦冬 15 克 | |

共7剂。

2010年9月10日二诊：胸痛缓解，后背部仍有疼痛，咳嗽，咳痰均较前减少，咳痰色黄白质黏，仍诉口干，畏寒，胃纳一般，二便调，舌淡红，舌尖偏红，苔白黄腻，脉细。上方去丝瓜络、丹参、白术、黄芪、桑椹等；加玄参、知母10克滋阴清热，鹿衔草15克止咳、补虚、活血，龙脷叶15克、荔枝核20克清热润肺、化痰止咳，布渣叶10克消食滞。共7剂。

2010年9月24日三诊：时有胸痛，后背部疼痛明显缓解，咯少量黄白黏痰，气紧，时有呼吸不畅感，口干较前好转，纳眠一般，舌脉同前。上方去玄参、知母、龙脷叶、荔枝核等；加射干15克、紫苏子10克降肺气、消痰利咽，橘红10克温肺散寒，百合20克养肺阴。共7剂。

2010年10月8日四诊：时有胸部隐痛，气紧、呼吸不畅感明显缓解，咳嗽，咳痰黄白，痰较前转稀，较易咯出，纳眠尚可，二便调，舌淡红，苔白黄微腻，脉细。上方去紫苏子、布渣叶等；加北沙参20克养阴润肺生津，桑椹15克补肾精，白术、炒麦芽各20克健脾益气和胃。共7剂。

2010年10月22日五诊：咳嗽咳痰较前明显减少，痰色黄白，少许口干，纳眠一般，舌淡红，苔黄白微腻，脉细。上方去射干、橘红、麦冬、百合、北沙参；白术改为炒用，桑椹加量为20克加大固肾之力，加党参、陈皮各15克补肺健脾理气化痰。共7剂。

按：此患者素体阳虚，脾肾之阳不足为主，阳气虚于内，肌表失于温煦，而出现平素怕冷、易感冒等症状，卫阳不固，复感劳瘵之疾，暗耗肺之阴精，而呈现阴阳两虚之象，又有痰涎，有瘀血，有气滞，病机不可不谓之错综复杂。前后数诊，处方针对疾病不同方面进行调整，故而变化较大。初诊时胸痛痨虫侵袭肺络，痰瘀内结于肺，阻滞气机所致，考虑患者病机复杂，故以先“缓急”为要，以活血、化痰为主，加上患者正虚之本，用黄芪、白术益气扶正，以助祛邪外出；二诊时胸痛缓解，仔细审查患者，虽言阴阳两者不足，然症状表现为口干、舌尖红，呈现虚阳浮越之象，故遣方用药以清虚热，引火归于下元为主，如玄参、知母等，再以龙脷叶、鹿衔草、荔枝核等药清肺中痰瘀；及至三诊，浮热之象不显，故在滋阴的基础上，逐渐开始加用温肺化痰之品，如橘红、紫苏子等，前述患者阴阳两虚，实为肾阴虚、肺脾阳虚，因脾既为生痰之源，又为后天之本，居中焦，调节肺肾，上下斡旋，故三、四诊始重视脾胃之健运，用炒麦芽健胃消积，白术补肺健脾，行气消食，橘红温肺化痰，兼可理气宽中；五诊阴阳归位，上下交通，遂以扶正为要，加大滋阴益肾精之力，合“金水相生”之意，加用党参、炒白术益气健脾和胃等。根据病机特点，逐步调整用药，平调寒热，以收“阴平阳秘”之功。

【案九】 梁某，女，40岁，2015年6月30日初诊。

7个月前开始出现咳嗽、咳痰、气促等不适，就诊于广西某医院，诊断为胸腔积液，给予药物治疗（具体不详）后仍有咳嗽、咳痰、气促等不适，近3个月来体重减轻约10斤，伴有低热，体温波动在37.2~37.8℃，遂于当地胸科医院就诊，经系统检查后，诊断为：急性粟粒性肺结核，双侧结核渗出性胸膜炎，结核性脑膜炎，结核性腹膜炎。经规范抗结核住院治疗后仍有咳嗽、咳痰，疲倦乏力等不适，遂于门诊就诊。症见：低热，体温37.7℃，气促，动则加重，咳嗽，咯中量黄色黏痰，未见咯血，双侧胁肋部胀痛，心慌心悸，腹部胀痛，头部困重感，纳眠一般，小便黄，大便2~3天一行，舌质红，苔黄，脉弦细数、浮大。

西医诊断：1. 急性粟粒性肺结核

2. 结核性胸膜炎

3. 结核性腹膜炎

中医诊断：肺痨

辨证：阴虚火旺，痰热瘀结

治法：养阴透热，化痰活血

处方：

| | | | |
|---|---|---|---|
| 青蒿15克（后下） | 醋鳖甲30克 | 银柴胡15克 | 蜜百部15克 |
| 铁包金15克 | 穿破石15克 | 前胡15克 | 紫菀15克 |
| 龙骨30克 | 牡蛎30克 | 桑叶10克 | 麦芽30克 |

共7剂。久煎1.5小时。

2015年7月7日二诊：气促较前有所好转，但仍有反复低热，体温波动于37.5~37.8℃，活动后气促明显，咳嗽咳痰，胁肋部胀痛，时有心慌，腹胀较前缓解，头困重，纳眠一般，小便黄，大便两日1行，舌质红，苔黄，脉弦细。上方去青蒿、银柴胡、前胡、牡蛎、桑叶、麦芽等；加地骨皮15克清肺火，兼益阴，北沙参15克润肺生津，葶苈子、枳壳各15克消痰理气止痛，黄精15克补脾肺肾之阴。共14剂。

2015年7月21日三诊：服药后发热已退，咳嗽、咳痰均较前减少，咯少量黄黏痰，仍有胸胁及腹部胀痛，头重感，口干口苦，汗出较多，恶风怕冷，手足心热，双膝关节、双肘关节疼痛，屈伸不利，疲倦乏力，纳可，眠一般，夜尿2~3次，大便调，但近2个月月经未至，舌质黯红，苔薄黄，脉弦细。上方去地骨皮、北沙参、葶苈子、枳壳等；加党参20克，麦芽30克补气健脾和胃，金樱子、菟丝子各15克固肾精、温肾阳，麦冬、百合各10克加大养阴润肺止咳之力。共7剂。

2015年8月4日四诊：咳嗽咳痰较前减少，偶有黄色黏痰，胁肋部胀痛明显缓解，无腹痛，疲倦乏力较前好转，汗出减少，仍有手足心热，恶风怕冷，仍有膝关节及肘关节疼痛，胃纳尚可，二便调。舌淡黯，苔薄黄，脉弦细。在上方去龙骨、紫菀、麦芽、麦冬等；加桑椹 15 克固肾精，陈皮 10 克、茯苓 20 克理气健脾。共 14 剂。

后经过门诊治疗近 3 个月，无咳嗽、咳痰等不适，膝关节及肘关节疼痛明显缓解，月经周期规律，体重增加近 5 公斤。

按：肺痨之证，多为久病暗耗，阴精受损，元代朱震亨《丹溪心法》云“劳瘵主乎阴虚”，明代龚廷贤《寿世保元·劳瘵》亦云“夫阴虚火动，劳瘵之疾，由相火上乘肺金而成之也。伤其精则阴虚而火动。耗其血则火亢而金亏”。受邪者肺也，自然首当其冲，肺阴亏耗，继续演变，阴虚火旺，虚火上炎，气阴耗伤，最终阴阳两伤。此患者症见痰嗽、潮热、汗出、心悸、瘦削疲倦等，为典型的“阴虚火旺、火盛金衰”之象。火盛表现为相火及肝火偏旺，金衰则表现为肺阴亏损，恰合《寿世保元·劳瘵》所云“劳瘵之疾，由相火上乘肺金而成之也。伤其精则阴虚而火动，耗其血则火亢而金亏”。治宜标本兼顾，用滋肾水、养心血、扶元健脾以培其本；以清劳热、降相火、润肺化痰治其标。首诊患者为潮热、痰喘所苦，故以青蒿鳖甲汤养阴透热，合铁破汤通肺络化痰。方中醋鳖甲咸寒，直入阴分，滋阴退热，青蒿苦辛而寒，其气芳香，清热透络，引邪外出，两药相配，内清外透，使阴分伏热宣泄得解。此后数诊，治法不出其右，视患者病情调整配伍，总使处方标本兼治，清中有透，养阴而不恋邪，祛邪而不伤正。

# 第十一章 肺癌

## 第一节　肺癌概述

肺癌是严重危害人类健康的恶性肿瘤之一，在我国，随着工业化速度加快、环境污染加重、人口老龄化加剧，肺癌的负担日益加重。当前西医学对肺癌的主流治疗方法为手术、放疗、化疗等，虽使肺癌的生存期有一定提高，但毒副作用大，影响患者生存质量。中医药参与治疗肺癌的临床疗效显示出一定优势，如降低毒副作用，减少复发率。

肺癌的病机有虚实两端，正如汉代《中藏经》中所言："积聚癥瘕杂虫者。皆五脏六腑真气失。而邪气并遂乃生焉。久之不除也。或积。或聚。或症。或瘕。或变为虫……势类不同。盖因内外相感。真邪相犯。气血熏抟。交合而成也。"陈无择在《三因极一病证方论》记载："五积者，五脏之所积，皆脏气不平，遇时相逆而成其病。"肺癌发病与脏腑虚弱、邪气侵袭或脏气不平有关。壮健之体情志畅达、气血通畅，既不易受邪气所扰，气、血、痰、食等病理产物亦不易积聚。正气一虚，则不然。且肺癌属消耗性疾病，耗气伤血，使患者正气每况愈下；西医治疗对机体均有一定的毒副作用，有伤正之嫌。

辨治肺癌之时，甄氏提倡采用平调五脏法。甄氏认为人体的气血阴阳等物质紧密联系五脏，使五脏生理相依，病理相因，难治之疾，病程愈长，其所涉脏腑便愈多，气血阴阳失衡亦越严重。故当重视人体的整体恒动特点，以改善症状、提高生存治疗、延长寿命为目的，且不可把注意力仅局限于肺部，或过度攻伐，或一味进补。当"谨察阴阳所在而调之，以平为期"，用药宜平，缓图取效。

## 第二节　肺 癌 案

**【案一】** 周某，男，54岁，1998年3月8日初诊。

患者1年半前于外院行肺癌根治术，术后反复感冒、咳嗽，服用西药对症处理后，倦怠乏力，怕冷，咳嗽等不适，遂于门诊就诊。症见：咳嗽，咳少量白痰，无发热，无鼻塞、流涕，手心发热，腰部酸软，怕冷，倦怠乏力，胃纳一般，入睡难，多梦，夜尿2~3次，大便调，舌黯红，苔薄白，脉沉细。

西医诊断：肺恶性肿瘤（术后）

中医诊断：肺癌

辨证：肝肾不足，相火上炎

治法：补肝肾，敛降相火

处方：

| | | | |
|---|---|---|---|
| 桑椹20克 | 杜仲20克 | 菟丝子20克 | 黄精20克 |
| 五味子10克 | 白术20克 | 浙贝母20克 | 蜜枇杷叶20克 |
| 醋鳖甲30克 | 龙骨30克 | 牡蛎30克 | 炒六神曲30克 |

共7剂。久煎1.5小时。

1998年3月15日二诊：基本已无咳嗽咳痰，睡眠较前改善，近日受凉出现鼻塞，流涕，少许头痛，左胸胁部疼痛，无发热恶寒，舌黯红，苔薄白，脉浮。上方去白术、菟丝子、蜜枇杷叶；加丝瓜络15克通络，活血，祛风；郁金10克行气化瘀，开肺金之郁。考虑现处于感冒初期，先予解表方药3剂，表邪去后再服本方。

1998年7月10日三诊：诉尽服上诊之药后，因故未能复诊，故停药1月余。现无鼻塞、流涕、头痛，少许咳嗽，左胸胁疼痛较前加重，腰膝酸软，纳眠可，二便调，舌黯红，苔薄白，脉细。辨证：气滞血瘀，阻于肺络。治法：理气活血通络。

处方：

| | | | |
|---|---|---|---|
| 醋鳖甲30克 | 郁金20克 | 丝瓜络20克 | 路路通20克 |
| 菟丝子20克 | 三七片10克 | 柴胡15克 | 地龙10克 |
| 淫羊藿15克 | 川断30克 | 牛膝30克 | 党参10克 |

此方服用后症状逐渐消失，坚持服用2月后停药。

1998年7月30日四诊：近期易焦虑，精神疲惫，汗多，纳差，眠可，二便调，舌黯红，苔白，脉弦细。证属气阴两虚，治疗以益气养阴为主。予补中益气汤合二至丸加减。服药2周后改善，诸症悉平，现仍间断门诊复诊。

按：肾为五脏六腑之本，水火之宅。五脏六腑之阴，非肾阴不能滋助；五脏六腑之阳，非肾阳不能温养。患者曾行肺癌根治术，术后调理不当，久病耗伤肾气，致肾阴肾阳皆损，而肝肾同源，肝肾阴液相互资生，肝阴充足，则下藏于肾，肾阴旺盛，则上滋肝木，盛衰与共，固见肝肾同亏。《临证指南医案》云："在肺为实，在肾为虚。"患者咳嗽实为肾气不纳之虚咳，肾元不固，摄纳失常则阴阳不接，气逆成咳。甄氏认为本在肝肾，故补肝肾之阴阳，以充精血之源；再降逆内敛，纳气归元，则不再作咳；同时相火得敛，则睡眠改善。若不及时治疗，致肺虚不能主气，肾虚不能纳气，甚则发为喘证。患者部分肺切除，肺脏“先天”不足，肺气常虚，肺络不通，不通则痛，正如杨士瀛所说：“气有一息之不运，则血有一息之不行”，故二、三诊时以行血逐瘀，通经活络为主，补肝肾之虚为辅，瘀去则痛除。“肺为娇脏”，加之肺虚为底，若不加留意，或操劳过度，或感受外邪，则气虚加重，故四诊时适当调补中气，以培土生金。此病程变化中，有肝肾不足，有肺气虚，亦有夹杂血瘀实邪，但万变不离气机之调度变化。如何分辨治则之先后，如何调遣药物之君臣，此中有真意。

**【案二】** 何某，女，65岁，2009年11月4日初诊。

1年前体检发现肺部恶性肿瘤，因平素气促，怕冷，容易疲倦，担心无法耐受手术及放化疗，故暂于外院予中药调理，定期复查，肿块未见明显增大，未见转移。但气喘、怕冷、疲乏等症状未见明显改善，遂于门诊就诊。症见：气促，咯少量白黏痰，无明显咳嗽，口干，无口苦，倦怠乏力，手脚冰凉，汗多，纳差，眠可，夜尿多，2~3次，大便调，舌淡红，苔薄白，脉细。

西医诊断：肺恶性肿瘤

中医诊断：肺癌

辨证：气阴两虚，脾肾不足

治法：益气养阴，健脾固肾

处方：

党参20克　黄芪20克　太子参15克　女贞子15克
炒白术20克　炒麦芽20克　炒六神曲10克　桑椹20克
黄精20克　淫羊藿15克

共7剂。

2009年11月11日二诊，稍有气促，仍有少量白痰，可咯出，口干，时有发热感，自测体温正常，疲倦乏力，纳欠佳，大便稍烂，舌红，苔白厚略干，脉细。原方去黄芪、党参、黄精、淫羊藿等温补药材，加麦冬15克、北沙参20克养肺阴，陈皮5克、布渣叶10克、法半夏10克运化中焦痰湿。共7剂。服药后患者诸症好转，遂于外院行肺癌根治术。

2009年12月18日三诊，活动后气促明显，少量黄黏痰，口干口苦，晨起尤甚，疲倦乏力，舌红，苔薄黄，脉细。上方去祛湿诸药，加知母10克“泻肺火，滋肾水，治命门相火有余”；醋鳖甲20克滋阴潜阳；牡丹皮10克和血，生血，凉血，治血中伏火，除烦热；生地15克清热凉血，养阴生津。服7剂后诸症明显改善，后间断于门诊调理，未再见明显气喘、乏力、怕冷等症状。

按：《杂病源流犀烛》云："抑且邪积胸中，阻塞气道，气不宜通，为痰为食为血，皆得与正相搏，邪既胜，正不得制之，遂结成形而有块。"精简地介绍了肺癌的病机，机体在与邪气斗争中败了下来，气血阴阳皆随之受损，抗邪之力愈弱，邪积聚于肺中，结块成癌。本案患者肺积日久，耗伤阴津，"津能生气"，津亏则生气乏源，最终导致气阴两虚，肝肾真元不足。《医宗必读》提出："积之成也，正气不足，而后邪气踞之。"就是说正之所虚，乃邪之所成因，所以扶正培本为此病治则。本案患者气阴皆伤，损及肝肾，治当益气养阴，补益肝肾；而脾胃为后天之本，气血生化之源，若中焦脾胃不健则运化无力，所以补正同时要运化中焦，保持气机通畅，滋补而不致腻。患者阴阳受损，平衡失调，稍有不慎就宜补纳太过，形成偏倚，用药时需谨察阴阳盛衰，及时调整。

**【案三】** 何某，男，28岁，2006年4月14日初诊。

患者于2003年6月确诊为肺弥漫大B细胞淋巴瘤，在广州某医院行手术切除，术后行R-CHOP化疗6周期，末次化疗时间为2005年10月27日。2005年10月19日复查PET/CT提示左肺下叶淋巴瘤术后，未见明显异常高代谢病灶，纵隔小淋巴结糖代谢较前增高，左侧胸腔积液较前明显减少，纵隔病变较前明显减小。今年3月开始出现恶寒发热，最高38℃，下午为主，夜间消退，晨起体温基本正常。于西医院门诊治疗，复查胸部CT发现纵隔有淋巴结肿大，两次纤维支气管镜均未见气管内异常，经头孢曲松及沙星类药物治疗1周，未见好转，遂于门诊就诊。症见：发热，夜间咳嗽，有痰难咯，咽痒，时有胸闷，流涕多，疲倦乏力，纳欠佳，眠差，二便调。舌淡红，苔薄白，脉弦细。

西医诊断：肺恶性肿瘤（术后）

中医诊断：肺癌

辨证：脾肾两虚，痰瘀内结，阴虚化热

治法：健脾扶正，潜阳降虚火，化痰散结

处方：

炮山甲10克　龙骨30克　牡蛎30克　醋鳖甲30g
青蒿20克　银柴胡20克　党参15克　炒六神曲20克
广昆布15克　海藻10克　猫爪草10克　浙贝母20克
苦杏仁10克　紫菀20克

共7剂。久煎1.5小时。

2006年5月5日二诊：服上方后未再发热，现无发热，夜间少许咳嗽，少痰，无胸闷，口干，疲倦乏力，纳一般，眠差，二便调，舌淡红，苔薄白，脉弦细。现已无发热，痰少，其标已愈，故去青蒿、银柴胡、醋鳖甲、炮山甲、猫爪草、昆布、海藻等；加玄参10克滋阴降火，利咽喉，麦冬15克养阴清热，桑椹20克，女贞、旱莲草各15克滋养肝肾之阴。共7剂。

2006年5月12日三诊：无发热，仍有些许咳嗽，无咳痰，偶有夜间气喘，稍疲倦，纳差，腹胀不欲食，大便烂，眠差，舌淡红，苔白腻，脉弦滑。上方去麦冬、二至丸；加炒六神曲15克，炒薏苡仁、茯苓、白扁豆各20克，鸡内金10克健脾祛湿，消食导滞。其后复诊一次，症状趋于好转。

2006年5月26日四诊：3天前发热，服中药后热退，现精神好转，流清涕，头痛，时有头胀，纳差，眠尚可，大便烂，舌红，苔白厚，脉弦滑。辨证：风寒束表，有化热趋势，治法疏风清热为主，处方如下：

| | | | |
|---|---|---|---|
| 薏苡仁30克 | 布渣叶10克 | 桑叶10克 | 白蒺藜10克 |
| 白芷10克 | 天麻15克 | 太子参10克 | 苦杏仁15克 |
| 浙贝母20克 | 防风10克 | 鸡内金20克 | |

共4剂。

服药4剂后，已无外感不适，后定期复诊，胃纳、大便亦逐渐转佳。

按：《医学入门·积聚门》中所说"气不能作块成聚，块乃痰与食积、死血有形之物而成，积聚癥瘕也。"此病多起于邪毒痰瘀壅滞于肺，结而成块，虽行手术切除，但邪毒未净，痰瘀仍阻于体内，未成块儿。故化疗疗程结束后，清除邪毒之余，亦损耗自身阴精气血，久之累及脏腑。此证看似表证，实为久病消耗过多，未及时调整气血阴阳之偏衰，脾肾两虚，痰瘀内结之虚实夹杂。此时痰瘀在内阻碍精血，加之化疗已损耗自身阴精，阴虚日久化热，故而发热而热势不高。须"急则治其标"，予潜阳、清虚热、逐痰瘀，去其标后，再顾护肾气肾阴。阴血精气化生有源，但脾胃欠健运，气机升降不得当，碍于中焦，湿气亦阻于内。当健运中焦，使气机通调，湿浊得化，则疾病不生。

**【案四】** 汤某，女，60岁，2011年2月20日初诊。

2000年初因咳嗽咳痰等不适，就诊于某三甲医院行相关检查，诊断为左下肺肺癌，故于2000年1月20日行左肺下叶切除术。术后体质较前明显变差，反复咳嗽咳痰，痰少难咯，自觉喉中异物感，倦怠乏力等不适，遂于门诊就诊。症见：咳嗽，咳痰，痰少，难咳，咽部异物感，吞之不下，咳之难出，口干口苦，夜间及清晨较为明显，声音嘶哑，四末凉，怕冷，疲倦乏力，胃纳欠佳，睡眠可，二便尚调，舌淡红，苔薄白，脉细。

西医诊断：肺恶性肿瘤（术后）

中医诊断：肺癌

辨证：肺肾阴虚，痰气内结

治法：滋阴潜阳，理气化痰

处方：

| | | | |
|---|---|---|---|
| 太子参 15 克 | 桑椹 20 克 | 苦杏仁 10 克 | 甘草 6 克 |
| 蜜枇杷叶 15 克 | 麦芽 30 克 | 淫羊藿 10 克 | 玄参 15 克 |
| 龙骨 20 克 | 牡蛎 20 克 | 牛膝 10 克 | |

共 7 剂。久煎 1.5 小时。

2011 年 2 月 27 日二诊：咳嗽较前减轻，咯少量白痰，仍自觉喉中异物感，口干口苦减轻，声音嘶哑，畏冷明显好转，手足已有温感，精神尚可，胃纳欠佳，眠可，二便调，舌淡红，苔薄白，脉细。上方去蜜枇杷叶、淫羊藿、玄参、龙骨、牡蛎；加炒白术 20 克加强固护脾胃；郁金、枳壳各 10 克解郁理气；海蛤壳、浙贝母各 20 克化痰散坚。共 7 剂。

2011 年 3 月 20 日三诊：精神可，偶有咳嗽，仍有少量痰，难咯，咽痛，自觉喉中异物感，夜间、清晨尤甚，声音嘶哑，口干好转，自觉口臭，稍怕冷，胃纳欠佳，眠可，二便尚调，舌淡红，苔薄黄，脉细。患者出现热象，考虑春季阳气生发，易动气伤阴，肺肾阴虚更甚，阴虚则火旺。故去炒白术防中焦郁热，去枳壳防津随气散；加玄参 10 克、醋鳖甲 20 克滋阴清热，龙骨 30 克引火归元。共 7 剂。

2011 年 4 月 3 日四诊：声嘶、怕冷较前好转，偶有咳嗽，无痰，咽痛，自觉口臭，喉中异物感，伴口苦，夜间、清晨尤甚，怕冷，遇事易焦躁，胃纳欠佳，眠可，二便尚调，舌淡红，苔薄黄，脉细。春天应为肝木，升发为顺，患者久病烦扰，气机不畅，肝疏泄升发不利，郁而化火，耗伤自身阴液，损耗肺津。故辨证为肝肺阴虚火旺，治以滋阴泻火为主，兼以解郁理气。

处方：

| | | | |
|---|---|---|---|
| 女贞子 15 克 | 旱莲草 15 克 | 桑椹 20 克 | 麦芽 20 克 |
| 郁金 10 克 | 枳壳 15 克 | 牡丹皮 10 克 | 泽泻 10 克 |
| 浮小麦 20 克 | 炒黄连 3 克 | 牛膝 15 克 | 太子参 15 克 |

共 7 剂。

服药 7 副后，自觉明显好转，间断门诊服药治疗，咳嗽、喉中异物感、口干口苦、畏冷、纳差等症状逐渐消失。随后每隔 2~3 个月间断门诊复诊调治，均未见明显不适。

按：此患为肺癌术后津液气血耗伤致肺肾阴虚，阴不敛阳，虚火上炎，煎灼肺液，久病及阳，阴阳两亏，出现梅核气、喑哑等一系列看似毫无关联的症状。梅核气为肺阴不足，肺气失摄，气道不通，加之肾伤，水道不通，津液失调，湿困脾阳，凝结成痰，痰气久郁化火，结于咽喉引起。《辨证录》

有云“忽然喑哑，不能出声，人以为心火亢热也，谁知肺气之闭乎”，正所谓“金实不鸣”，此喑哑非火旺致，虽标为痰气火结，但肺肾亏虚方为其本，若一见喉咙嘶哑便用泻热之药，无疑是雪上加霜。治疗时清咽部痰火气结，急解患者苦楚，仅为权宜之计，梳理气机，收敛虚火，滋阴润燥，方为治本之法，标本同顾，则病自除；三、四诊时虚火不去反加重，探其究竟，非药物所致，疑为饮食或季节或情绪等原因致阴虚更甚，水亏无以制火，火遂其炎上之性。故治疗在稍稍清虚火的同时，加强敛降虚火，柔肝养阴之力，并疏导患者情绪。倘若不滋阴补水而只是一味泻火，便会徒劳无功。因为火没有水的抑制，泻去顷刻便又复燃。

【案五】 黄某，女，71岁，2012年4月19日初诊。

1年前出现咳嗽、咳痰，当地诊所给予止咳化痰等治疗后，咳嗽、咳痰可缓解，但时有反复。半月前开始出现右侧前胸部刺痛感，就诊于当地某三甲医院行PET/CT检查，提示：右上肺肺癌。行手术后，未进行放化疗，家属及患者要求中医治疗，遂至门诊就诊。症见：咳嗽，咳少量白痰，无咳血，右侧前胸部刺痛，非压榨性，无肩背放射痛，腰膝酸软，乏力，无明显消瘦，胃纳欠佳，眠浅，二便尚调，舌黯红，苔薄黄，脉沉细。个人史：抽烟史40余年，平均每天一包半，现未戒烟。

西医诊断：肺恶性肿瘤（术后）

中医诊断：肺癌

辨证：痰瘀阻肺

治法：止咳化痰通络

处方：

| | | | |
|---|---|---|---|
| 穿山甲10克 | 醋鳖甲30克 | 浙贝母20克 | 蜜枇杷叶15克 |
| 杏仁10克 | 橘红5克 | 细辛3克 | 龙脷叶10克 |
| 鹿衔草15克 | 紫菀15克 | 炒麦芽30克 | 郁金15克 |
| 丝瓜络15克 | | | |

共7剂。

2012年5月3日二诊：咳嗽稍减，夜间为主，痰少色白，口干，腰膝酸软，乏力，胃纳欠佳，眠浅，二便调，舌黯红，苔白微干，脉沉细。上方去浙贝母、蜜枇杷叶、杏仁、紫菀、鹿衔草、郁金等；加女贞子、旱莲草、桑椹各20克滋补肝肾。《神农本草经疏》记载：“肺苦气上逆，急食苦以泄之。枳壳味苦能泄至高之气，故主之也。”故加枳壳15克。加炒六神曲20克加强健脾和胃、消食调中之力。共7剂。

2012年5月24日三诊：咳嗽、咳痰明显减少，口干，汗出多，腰膝酸痛，乏力，胃纳欠佳，眠浅，二便调，舌黯红，苔薄白，脉沉细。上方去穿山甲、丝瓜络、枳壳等，防其辛散之性耗伤气血；加细辛 3 克破胸中痰结，麦冬 10 克制约细辛温燥之性。共 7 剂。

2012 年 6 月 7 日四诊：偶有咳嗽、咳痰，口干减轻，汗出减少，腰酸，精神好转，胃纳好转，眠可，舌黯红，苔薄白，脉沉细。上方去麦冬，加陈皮 10 克、法半夏 15 克、党参 20 克、炒白术 20 克健脾益气、燥湿和胃，其中炒白术兼可气化下焦，菟丝子 20 克补益肝肾。共 7 剂。

患者坚持门诊定期复诊，胸痛、咳嗽、眠浅等症状明显改善。

按："烟为辛热之魁"，长期吸烟，烟毒之气内蕴，肺为娇脏，易受邪毒侵袭，烟毒羁留肺窍，耗损气阴，阻塞气道，致使肺之气阴亏虚，肺气郁滞不宣；且患者年过七旬，脾肾亏虚，"脾为生痰之源，肺为贮痰之器"，脾主运化，脾虚运化失调，水谷精微不能生化输布，致湿聚生痰，留于肺脏，痰凝气滞，进而导致气血瘀阻，加重毒聚邪留，最终导致痰湿、瘀血、毒，郁结胸中，形成肿块，故见咳嗽、咳痰、胸部刺痛；痰湿阻滞、食滞胃脘故纳差；气阴耗损，故见口干、乏力；阴虚虚火扰神，阳不入阴，故见眠浅。患者年老、病久，正气衰弱，"正虚邪盛"，治疗不宜攻伐太过，宜以补为主，或大补小攻，或先补后攻，即"扶正所以祛邪"。《医学衷中参西录》记载："穿山甲……气腥而窜，其走窜之性无微不至，故能宣通脏腑、贯彻经络、透达关窍，凡血凝、血聚为病皆能开之。"《神农本草经》言："鳖甲，主心腹症瘕坚积、寒热，去痞、息肉……"穿山甲、醋鳖甲二味软坚散结力强，但易损耗气血，使用时当注意，既不可久用，亦应当配伍扶正之品，故于三诊时去穿山甲，各诊次均重视健脾益气养阴。此外，患者虽伴有眠浅，但睡眠质量尚可，考虑方中已有攻伐之品，为避免加重脾胃负担，故用避开重镇之金石，而选用二至丸、菟丝子等调和阴阳，使"阴平阳秘"，睡眠自可改善。

**【案六】** 林某，男，43 岁，2005 年 4 月 9 日初诊。

2002 年 3 月体检发现右上肺肿物，遂于广州某三甲医院住院，完善胸部 CT 检查，提示：右上肺周围型肺癌。2 年前行右上肺癌根治术，病理提示：右上肺浸润性肺腺癌，乳头为主型，浸润胸膜。术后化疗（具体不详），出院后仍有咳嗽，咳痰，口干，出汗多，疲倦乏力等不适，遂于门诊就诊。症见：咳嗽，咳白稀痰，口干，汗多，两前臂散在淡红色皮疹，伴瘙痒，疲倦乏力，面色晦黯，纳眠一般，小便尚调，大便黏腻，舌淡，苔白微腻，脉弦细。

西医诊断：肺恶性肿瘤（术后）

中医诊断：肺癌

辨证：气阴两虚，湿热内阻

治法：益气养阴，健脾祛湿

处方：

| | | | |
|---|---|---|---|
| 薏苡仁 30 克 | 醋鳖甲 30 克 | 煅龙骨 30 克 | 煅牡蛎 30 克 |
| 女贞子 20 克 | 旱莲草 20 克 | 桑椹 20 克 | 炒白术 20 克 |
| 泽泻 30 克 | 白鲜皮 15 克 | 土茯苓 30 克 | 党参 10 克 |

共 14 剂。醋鳖甲、煅龙骨、煅牡蛎先煎。

服用 14 剂后，患者自行间断续服上方 10 余剂。

2005 年 5 月 21 日二诊，咳嗽、咳痰好转，咽干，无明显汗出，全身多处散在暗红色皮疹，伴瘙痒，稍疲倦，纳眠一般，二便调，舌淡，舌白微腻，脉浮细。上方去煅龙牡、醋鳖甲、泽泻、白鲜皮、女贞子等；加郁金 15 克行气、解郁、泄血、破瘀，徐长卿 15 克、地肤子 15 克、蛇床子 10 克祛风化湿止痒，生地黄 15 克清热凉血、养阴生津，大枣 20 克补脾和胃、调和诸药。共 7 剂。

2005 年 6 月 4 日三诊，偶有咳嗽、咳痰，少许咽干，皮疹缓解，瘙痒明显减轻，稍疲倦，面色改善，纳眠一般，二便调，舌红，苔薄黄微腻，脉细。上方去徐长卿、地肤子、蛇床子；加预知子 15 克、醋鳖甲 30 克、猫爪草 10 克消痰散结，知母 10 克泻肺火，滋肾水，治命门相火有余，白术 20 克健脾益气。共 16 剂。

2005 年 6 月 25 日四诊，偶有咳嗽、气短，已无皮疹，稍倦怠，面色明显改善，舌稍红，苔薄白，中根部微腻，脉细。上方去郁金、生地黄、薏苡仁、醋鳖甲、猫爪草等；加续断 15 克、牛膝 20 克、菟丝子 20 克、淫羊藿 20 克温补肝肾，泽泻 20 克合牛膝共同清泄相火，炒六神曲 20 克助中焦土脏，逐痰积，破癥瘕，运化水谷。共 14 剂。患者定期门诊复诊，病情稳定。

按：壮者气行，怯者则著而成病，患者虽为不惑之年，但因诸多因素致正气亏损，而后邪气踞之，久之气滞血瘀痰凝胶结，形成癥瘕。正如《张氏医通》记载："壮人无积，惟虚人则有之。皆由脾胃怯弱。气血两衰。四气有感。皆能成积。"李士材云："初者病邪初起。正气尚强。邪气尚浅。则任受攻。中者受病渐久。邪气较深。正气较弱。任受且攻且补。末者病根经久。邪气侵凌。正气消残。则任受补。""所以去之亦当有渐。太急则伤正气。正伤则不能运化。而邪反固。"治疗时当屡攻屡补，以平为期。且患者就诊之时兼有皮疹，考虑为化疗之药毒损伤阴液，致阴虚生内热，加之受手术、精神等打击，忧思伤脾，后天之本亦虚，运化不利，产生湿邪，虚乏之体再受外邪侵袭，致风湿热蕴于肌肤所致。表里同病者，里证势缓，解表为先，防邪气内陷，故初诊、二诊以祛风除湿为先，兼顾益气养阴、扶助正气，表邪得解，则进一步健脾除湿、滋养阴液。兵法云：善攻者，敌不知其所守，是亦医中之良将也夫。正盛则邪衰，气旺则血易行，即是此意。因邪已成积，难以速去，且患者体质尚可，故于补虚诸品中，加预知子、醋鳖甲、猫爪草等磨坚消积。

**【案七】** 陈某，男，83岁，2014年12月24日初诊。

1年前开始出现反复咳嗽、左侧胸胁部刺痛，当时未予重视，近1月来咳嗽、胸痛加重，查PET/CT提示：左上肺肺癌可能性大，进一步完善相关检查，确诊为肺癌，经住院手术治疗后仍有咳嗽，咳痰，时有胸痛，伴有疲倦乏力等不适，遂于门诊就诊。症见：咳嗽，咳甚欲呕，深吸气时加重，安静状态减轻，咯白痰，无咯血，气喘，左侧胸痛，刺痛为主，怕冷，汗多，精神倦怠，纳眠差，尿频，夜尿多，每晚4~6次，大便稍结，舌黯红，苔薄白，脉弦细。个人史：吸烟史50余年，平均每天2包，现戒烟1年余。既往有慢性阻塞性肺疾病病史。

西医诊断：1. 肺恶性肿瘤（术后）

　　　　　2. 慢性阻塞性肺疾病

中医诊断：肺癌

辨证：肺脾肾虚，痰瘀阻肺

治法：调补肺脾肾，活血化瘀

处方：

| | | | |
|---|---|---|---|
| 煅龙骨30克 | 煅牡蛎30克 | 醋鳖甲30克 | 三七10克 |
| 桃仁10克 | 炒白术20克 | 炒麦芽20克 | 牛膝15克 |
| 党参15克 | 黄芪15克 | 浙贝母20克 | 鹿衔草10克 |

共14剂。久煎1.5小时。

2015年1月12日二诊：咳嗽较前好转，痰白，气喘，胸痛改善，汗出减少，怕冷，精神倦怠，纳差，睡眠改善，尿频，夜尿多，每晚约4~5次，大便调，舌黯红，苔白厚，脉弦细。上方去三七、桃仁、浙贝母、牛膝、鹿衔草等；加炒六神曲15克、茯苓30克、炙甘草20克健脾益气，使气行则血行，丝瓜络10克、枳壳15克通络活血，蜜麻黄10克宣肺平喘。共14剂。

2015年1月28日三诊：咳嗽，咳白痰量多，气喘好转，左胸部隐痛，余症状大体同前，舌黯红，苔白厚，脉弦细。上方去煅龙骨、煅牡蛎、醋鳖甲、炒六神曲、茯苓、丝瓜络、枳壳、炙甘草等；加三七10克、姜黄15克、莪术15克加大破血消积力度，橘红10克、法半夏15克取二陈意，以化痰，补骨脂、淫羊藿各15克培补肾气、纳气定喘。共21剂。

2015年2月23日四诊：偶有咳嗽，咳白痰，无气喘，左胸部隐痛，偶有欲呕感，怕冷，精神稍倦怠，纳可，眠差，夜尿每晚约1~2次，大便调，舌黯红，苔薄白，脉弦细。上方去橘红、法半夏、补骨脂、淫羊藿；加金樱子15克补益肝肾、固精缩尿，桑寄生30克坚肾泻火，女贞子15克滋补肝肾，黄精15克平补气血。共21剂。

患者定期门诊复诊，现偶有咳嗽、气喘、胸痛，无怕冷，纳眠可，生活质量明显提高。

按：《景岳全书》认为："脾肾不足及虚弱失调之人，多有积聚之病。"患者耄耋之年，脾肾衰败，且长期受烟毒侵害，肺脏虚损，宣降失司，津聚为痰，致肺脾肾三脏不足，痰瘀互结而成本病。《血证论》说："若肺肾之阳俱虚，元气不支，喘息困惫也。"患者气喘、怕冷、汗多、精神倦怠、纳差、夜尿多、苔白厚等，均显示阳气亏虚为主，"温气不行，凝血蕴里而不散，津液涩渗，著而不去，而积皆成矣。"对肿瘤患者来说，控制肿瘤生长、改善生存质量、延长生命为治疗的主要目的。故治疗以补肺健脾固肾为主线，以求"正盛邪退"，年老体弱病久，峻补无利反害，当采用缓补之法，以平和之药，如六君子汤、二至丸、补骨脂、淫羊藿、金樱子、桑寄生等，循序渐进；蒲辅周言"补而勿滞""气以通为补，血以和为补"，补方中配伍枳壳、橘红、丝瓜络等，使全方灵动不滞；癌肿已成，攻法亦不应忽视，故配伍醋鳖甲、三七、桃仁、丝瓜络、姜黄、莪术等活血散结之品。整个病程中，均以攻补兼施、补法为主的原则组方，使患者带瘤生存，提高生存质量。

**【案八】** 岑某，女，66岁，2000年1月21日初诊。

1年前出现咳嗽咳痰等不适，就诊于某医院查胸部CT提示左下肺肺癌，经住院治疗行左肺癌根治术后咳嗽、咳痰等不适有所缓解，但近半年来频繁出现咳嗽、咳痰、气喘、怕冷等不适，遂于门诊就诊。症见：咳嗽，咽痒而咳，晨起为主，咯白色泡沫痰，量多，伴气顶感，咳甚汗出，气喘，无胸闷痛，疲倦乏力，纳差，眠一般，二便正常，舌淡红，苔薄白，脉弦。

西医诊断：肺恶性肿瘤（术后）

中医诊断：肺癌

辨证：肺脾两虚，痰浊阻肺

治法：温肺健脾，化痰止咳平喘

处方：

| | | | |
|---|---|---|---|
| 橘红10克 | 细辛3克 | 桂枝10克 | 蜜枇杷叶15克 |
| 蜜百部15克 | 黄芪15克 | 蜜麻黄5克 | 炒白术20克 |
| 紫苏子10克 | 大枣20克 | 炒麦芽20克 | |

共7剂。嘱放两片生姜同煮。

2001年1月28日二诊：咳嗽明显好转，白痰较前减少，无明显气喘，胃口明显改善，食后稍有腹胀，眠一般，二便调，舌淡红，苔薄白，脉弦。

上方去橘红、细辛、桂枝、大枣、黄芪等；加鸡内金20克消积滞、健脾胃，苦杏仁15克、桔梗10克一升一降，恢复肺的宣肃功能，党参15克补肺健脾。共7剂。

随访诉尽剂后已无咳嗽、咳痰，胃口亦可，嘱不适随诊。

按：《黄帝内经》云："积之始生，得寒乃生，厥乃成积也。"患者寒痰瘀互结于肺，形成癌肿，予手术治疗，癥瘕虽除，但正气未复，故见疲倦乏力；《素问·宣明五气》记载"涎出于脾而溢于胃"，脾在液为涎，脾阳亏虚，脾气不摄，涎液化生异常，故痰为白色泡沫状；胃纳欠佳、腹胀等，说明脾气运化功能减弱，食滞胃脘；脾胃一虚，肺气先绝，脾为肺母，母病及子，加重肺之亏损，肺、脾皆能调节水液运行，肺脾两虚，痰浊犯肺，有碍于肺之宣肃，则导致咳喘发生。治疗时当肺脾同补，温化痰浊。初以小青龙汤加减，"小青龙逐水以散阴寒，犹龙之翻波逐浪而归江海"，收效显著，服药7剂，泡沫痰便明显减少，喘息平；但小青龙汤有麻、桂、姜、辛等温燥药，患者痰湿已去，便不宜再服，故二诊时去诸温燥之品，加强健脾益气之力，以求培土生金。

**【案九】** 谭某，女，58岁，2002年4月28日初诊。

1月前单位体检发现肺癌，于外院住院行右下肺腺癌切除术，未行放化疗，3天前患者出院，时有咳嗽、咳痰、胸闷，为求进一步中医治疗，遂至门诊就诊。症见：咳嗽，咳甚大汗淋漓，痰色白黏稠难出，气喘，胸部压迫感，口干，疲倦乏力，怕冷，平素易感冒，面色苍白，纳差，眠一般，小便调，大便烂，每日2~3次，舌淡黯，苔白，脉弦细。

西医诊断：肺恶性肿瘤（术后）

中医诊断：肺癌

辨证：肺脾两虚，痰浊阻肺

治法：补脾益肺，宣肺化痰

处方：

| | | | |
|---|---|---|---|
| 橘红10克 | 细辛3克 | 法半夏15克 | 浙贝母20克 |
| 前胡15克 | 紫菀15克 | 党参15克 | 黄芪15克 |
| 炒麦芽20克 | 龙脷叶10克 | 炒六神曲15克 | 蜜枇杷叶15克 |

共7剂。

2002年5月5日二诊：咳嗽减少，咯少许白黏痰，气喘好转，口干，疲倦好转，怕冷，胃口改善，眠可，二便调，舌淡黯，苔薄白，脉弦细。上方去橘红、细辛、法半夏、蜜枇杷叶、炒六神曲等；加浮小麦30克益气除热，龙脷叶10克清热化痰，北沙参20克养阴润肺，鹿衔草10克、金樱子15克补益肝肾。共7剂。

2002年6月21日三诊：偶有咳嗽，受风寒加重，少许白痰，少许咽痒，稍疲倦，怕冷，纳眠可，二便调，舌淡黯，苔薄白，脉沉细。上方去浙贝母、紫菀、浮小麦、鹿衔草、龙脷叶、北沙参、金樱子等；加橘红10克、细辛3克温肺化痰，当归15克补血活血、润肠通便，桂枝10克温阳散寒，炙甘草20克、砂仁15克、大枣20克健脾理气。共7剂。

患者现仍定期复诊，以健脾固肾为治疗大法，病情稳定。

按：肺为“华盖”，又为“娇脏”，易被邪侵，且患者平素肺气不足，易感外邪，故反复感冒，“肺为水之上源”，肺气亏虚，宣肃失司，水液内停，久聚成痰，故见咳嗽、咳痰、气喘；《景岳全书》认为：“脾肾不足及虚弱失调之人，多有积聚之病。”患者平素大便易烂、怕冷，提示脾肾阳虚，脾主运化水液，肾主水，脾肾功能失常，水湿内停，化为痰饮，上犯肺脏，加重咳喘；痰浊内聚，阻碍肺之气机，久之成瘀，结为癌肿。《医学衷中参西录》记载：“有气海元气虚损，不能固摄下焦气化，致元阳因之浮越者。”脾肾阳虚，无力摄纳元阳，故虚阳上犯，引起眠差。治疗肺癌“不离乎肺，然不止于肺”，善从脾肾先后天之本论治，温养元阳、促进气血生化，培育正气，才能祛除邪毒。然证分标本，标不除，本难固。故治疗时初诊先以清肺化痰为主；二诊时，继续清除未尽之痰热，并以浮小麦、北沙参等平润上犯之虚火；三诊时，痰热、虚火尽去，故以橘红、细辛、桂枝、炙甘草、砂仁、大枣等温补之品，健脾温肺；在后续治疗中，继续加大健脾力度，并填固肾之品，收效颇佳。